国医大师李今庸医学全集

# 古今奇治外用方

李今庸　编著

學苑出版社

**图书在版编目（CIP）数据**

古今奇治外用方/李今庸编著．—北京：学苑出版社，2019.8
（国医大师李今庸医学全集）
ISBN 978 - 7 - 5077 - 5738 - 5

Ⅰ.①古…　Ⅱ.①李…　Ⅲ.①外治方 - 汇编　Ⅳ.①R289.6
中国版本图书馆 CIP 数据核字（2019）第 122310 号

**责任编辑**：黄小龙
**出版发行**：学苑出版社
**社　　址**：北京市丰台区南方庄 2 号院 1 号楼
**邮政编码**：100079
**网　　址**：www.book001.com
**电子邮箱**：xueyuanpress@163.com
**销售电话**：010 - 67601101（销售部）67603091（总编室）
**印 刷 厂**：北京画中画印刷有限公司
**开本尺寸**：710×1000　1/16
**印　　张**：23.25
**字　　数**：344 千字
**版　　次**：2019 年 8 月第 1 版
**印　　次**：2019 年 8 月第 1 次印刷
**定　　价**：88.00 元

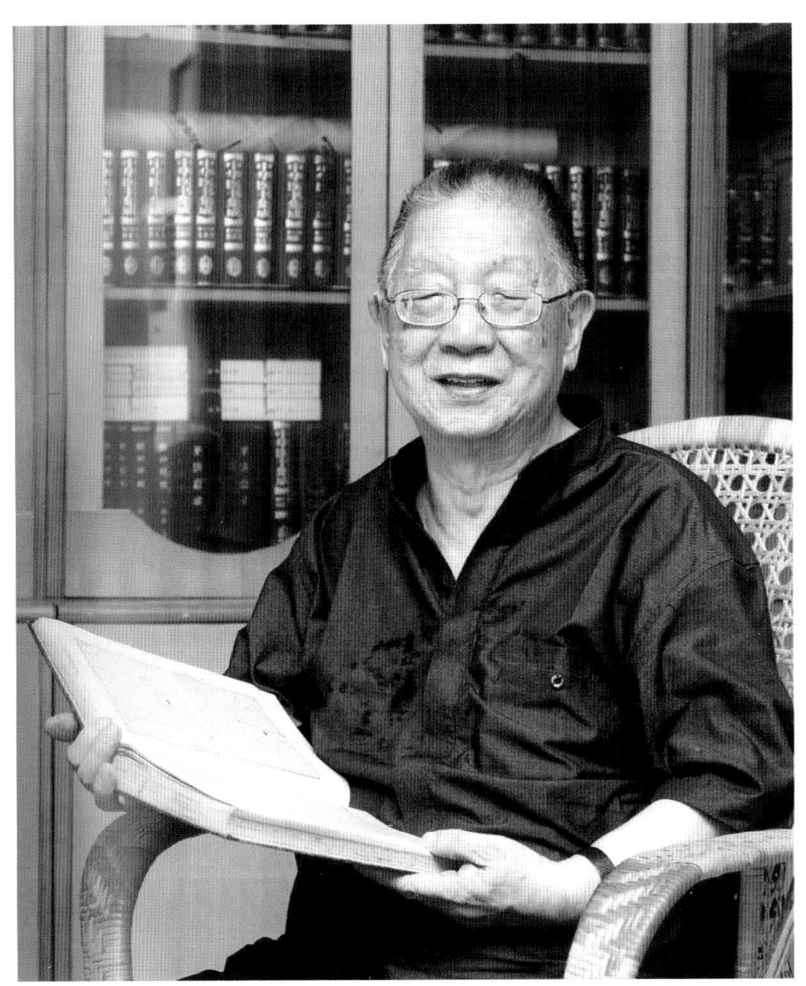

李今庸，男，1925年出生，湖北枣阳市人，当代著名中医学家，中医教育学家，湖北中医药大学终身教授，国医大师，国家中医药管理局评定的第一批全国老中医药专家学术经验继承工作指导老师。

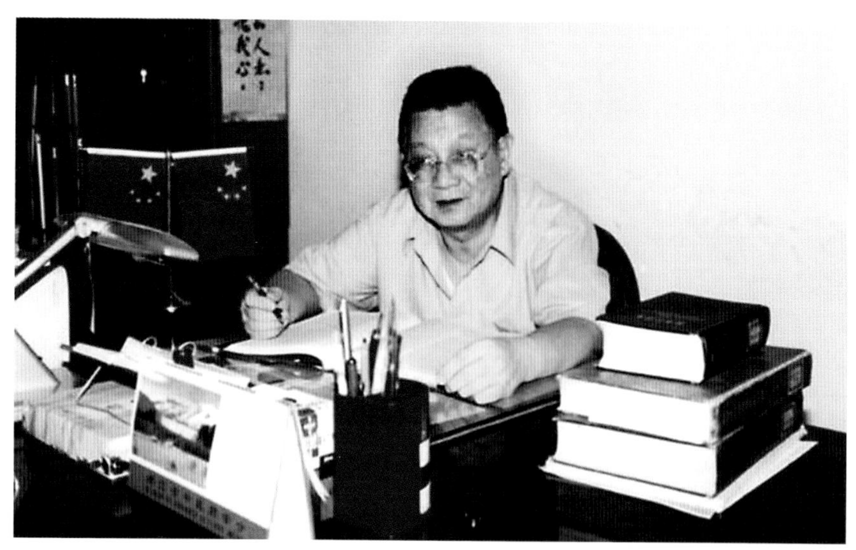

李今庸教授主持湖北省中医药学会工作20余年

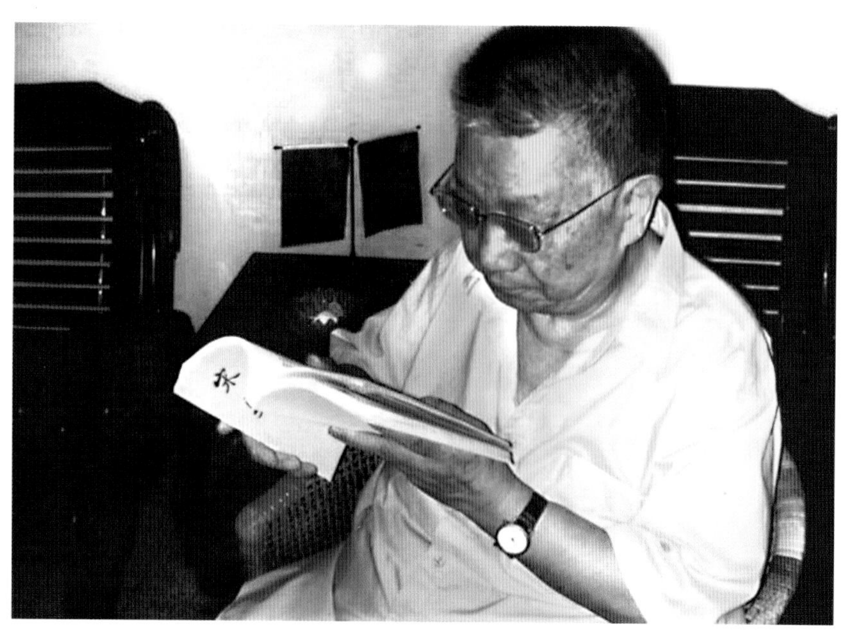

李今庸教授在研读史书

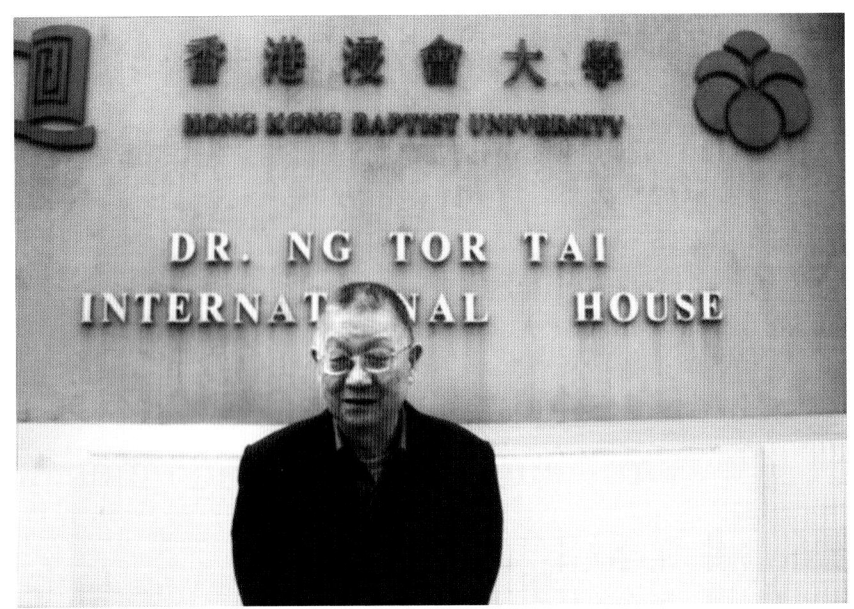


李今庸教授在香港浸会大学讲学期间留影

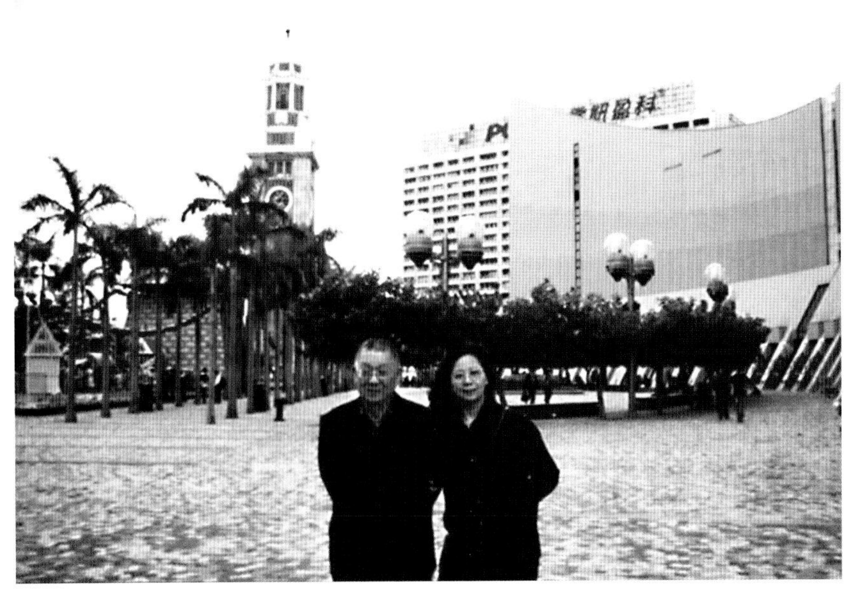

李今庸教授在香港讲学期间与女儿李琳合影

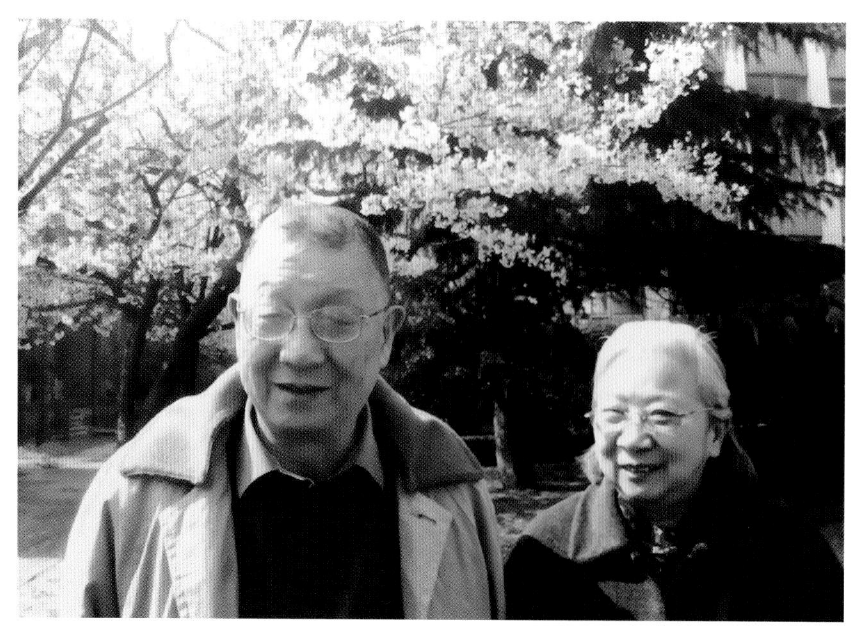

李今庸教授与夫人齐立秀合影

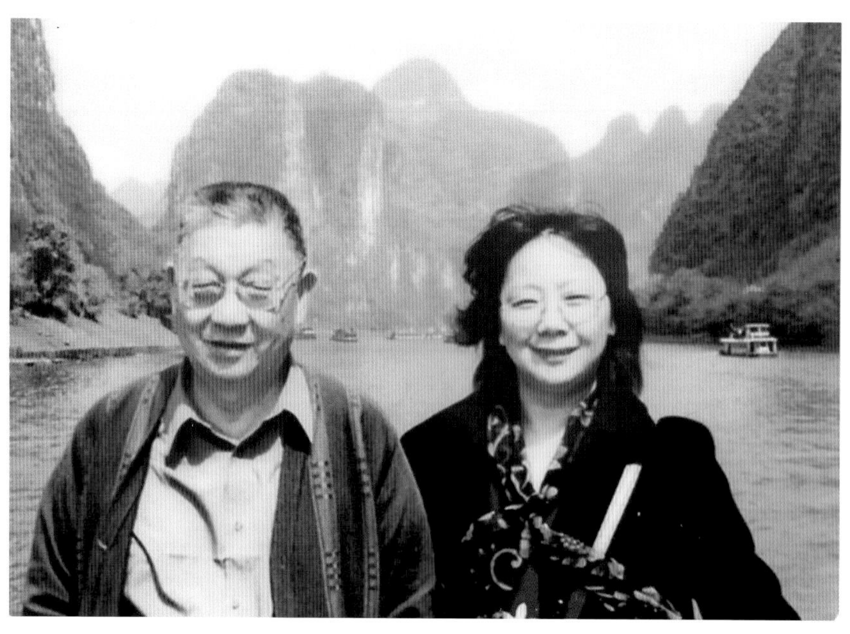

李今庸教授与女儿李琳合影

中国的长期封建社会中，創造了燦爛的古代文化。清理古代文化的发展过程，剔除其封建性的糟粕，吸收其民主性的精华，是发展民族新文化提高民族自信心的必要条件；但是决不能无批判地兼收並蓄。

摘自《新民主主义论》

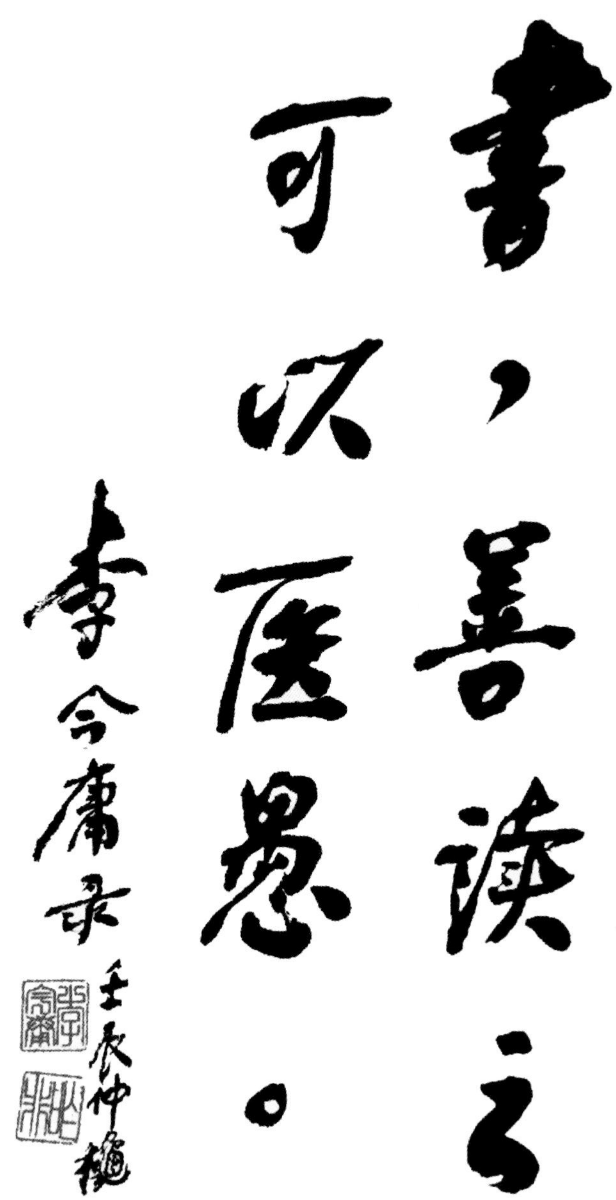


李今庸教授书法（二）

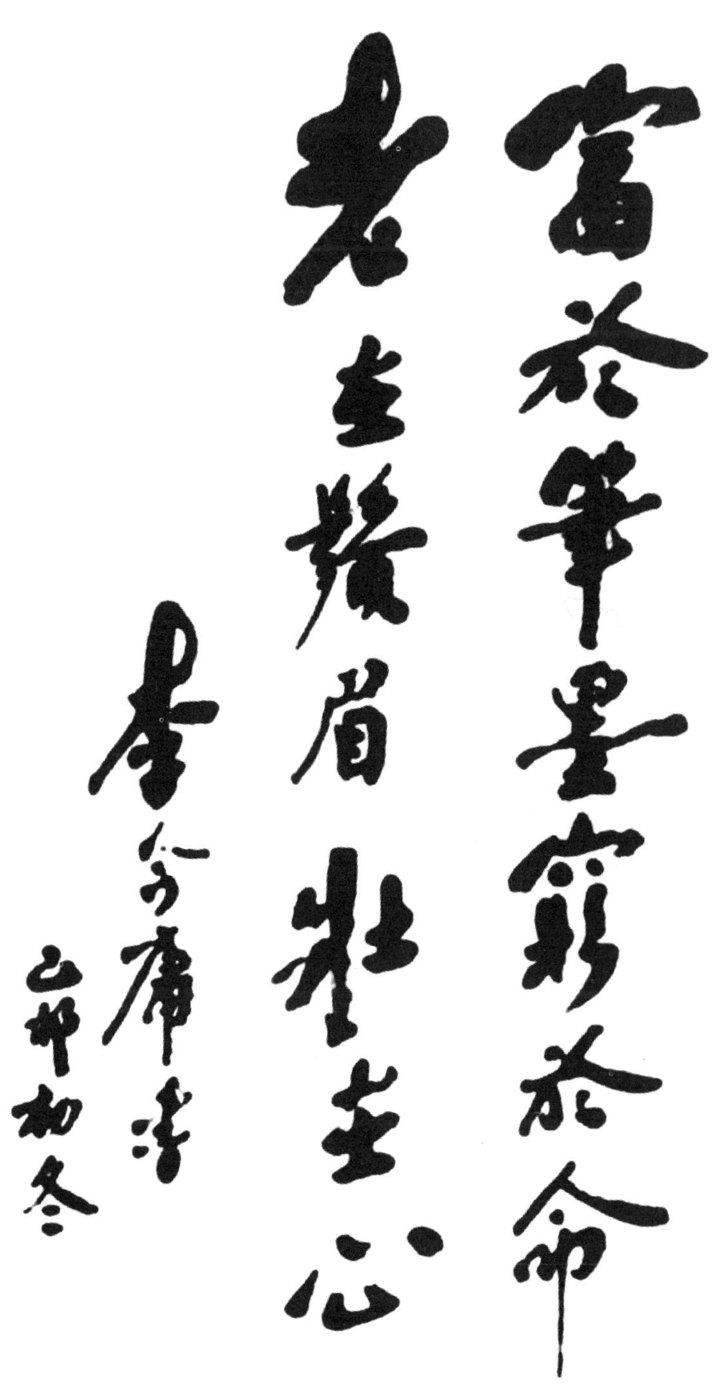

李今庸教授书法（三）

鞠躬厥職，豈能盡如人意；

竭誠斯任，但求無愧我心。

李今庸教授书法（四）

# 通古博今研岐黄　精勤不倦育桃李

## （代总序）

李今庸先生，字昨非，1925 年出生于湖北省枣阳市唐家店镇一个世医之家。今庸之名取自《三字经》：“中不偏，庸不易。”意为立定志向，矢志不移，永不改易。昨非，语出陶渊明《归去来兮辞》：“实迷途其未远，觉今是而昨非。”含有不断修正自己错误认识的意思。书斋曰莲花书屋，义出周敦颐《爱莲说》：“出淤泥而不染，濯清涟而不妖。”李今庸先生平生行止，诚如斯言。《孟子·滕文公章句上》说：“舜何人也，予何人也，有为者亦若是。”他把这句话作为座右铭。

李今庸先生从医 80 载，执教 62 年，在漫长的医教研生涯中积累了宝贵的治学经验。其治学之道，建造了弟子成才的阶梯，是后学登堂入室的通途。听其教、守其道、恭其行者，多能登堂入室，攀登高峰。

**博学强志　医教研优**

李今庸先生 7 岁入私塾读书，开始攻读《论语》《孟子》《大学》《中庸》《礼记》等儒家经典，他博闻强志，日记千言，常过目成诵。1938 年随父学医，兼修文学，先后研读《黄帝内经》《针灸甲乙经》《难经》《伤寒论》《金匮要略》《脉经》《诸病源候论》《千金要方》《千金翼方》《外台秘要》《神农本草经》等，随后其父又命其继续攻读历代各家论著和各科著作，并指导他阅读《毛诗序》《周易》《尚书》等书。对于《黄帝内经》，他大约只用了一年的时间，即将其内容烂熟于心。现在只要提到《黄帝内经》的某一内容，他都能不假思索明确无误地给你指出，本段内容是在《素问》或《灵枢》的某一篇，所以被人们誉为“《内经》王”“活字典”。

1961 年，时任湖北中医学院副院长的蒋立庵先生，将一本《江汉论坛》杂志给了李今庸先生。他认真阅读后，敏锐地意识到蒋老是希望他掌握校勘训诂学的知识，以便有效地研究整理古典医籍。从 20 世纪 60 年代初开始，他先后阅读了大量有关古代小学类书籍。通过认真阅读《说文解字》《说文解字注》《说文通训定声》《说文解字义证》《说文解字注笺》等，他对许学相当熟悉。又广泛阅读了雅学、韵书以及与小学有关的一些书籍。从此，他掌握了治学之道，并以此助推医教之道。

一般而言，做学问应具备三个条件：一为深厚的家学，二为名师指点，三为个人勤奋。这三点李今庸先生都具备了，所以先生才有了今天的成就。

李今庸先生在 1987 ~ 1999 年间，先后被中国中医研究院（现中国中医科学院）研究生部、张仲景国医大学、长春中医学院（现长春中医药大学）等单位聘为客座教授和临床教授，为这些单位的中医药人才培养做出了贡献。1991 年 5 月被确认为第一批全国老中医药专家学术经验继承工作指导老师，同年获国务院政府特殊津贴；1999 年被中华中医药学会授予全国十大“国医楷模”称号；2002 年获“中医药学术最高成就奖”；2006 年获中华中医药学会“中医药传承特别贡献奖”；2011 年被国家中医药管理局确定为全国名老中医药专家传承工作室建设项目专家；2013 年 1 月被人事部确定为首批中医药传承博士后合作导师，为国家培养中医药高层次人才。

**校勘医典　著作等身**

李今庸先生在治学上锲而不舍，勇攀高峰，正所谓“路漫漫其修远兮，吾将上下而求索”。他在 20 世纪 60 年代就步入了校勘医典这条漫长而又崎岖的治学之路。在这方面他着力最勤，费神最深，几乎是举毕生之力。他曾说道：首先要善于发现古书中的问题，然后对所发现的问题，进行深入研究考证，并搜集大量的古代文献加以证实。当写成文章时，又必须考虑所选用文献的排列先后，使层次分明，说明透彻，让人易于读懂。如此每写一篇文章，头痛数日不已，然而他仍乐此不疲。虽是辛苦，然也获得了丰硕的成果。经一番整理后，不仅使这些古籍中的文字义理畅达，而且其医学理论也明白易晓，从而使千百年的疑窦涣然冰释，实有功于后学。

李今庸先生首创以治经学方法研究古典医籍。他将清朝乾嘉时期所兴起的治经学方法，引入到古医籍的研究整理之中。他依据训诂学、校勘学、音韵学、古文字学的基本原理，以及方言学、历史学、古文献学、考古学和历代避讳规律等相关知识，对古医书中的疑难问题进行了深入研究。对古医书中有问题的内容，则采用多者刈之、脱者补之、隐者彰之、错者正之、难者考之、疑者存之的方法，细心疏爬。他治学态度严谨，一言之取舍必有于据，一说之弃留必合于理。其研究所涉及的范围相当广泛，如《素问》《灵枢》《难经》《甲乙经》《太素》《伤寒论》《金匮要略》《神农本草经》《肘后方》《新修本草》《千金要方》《千金翼方》《马王堆汉墓帛书》以及周秦两汉典籍中有关医学的内容。每有得则笔之以文，其研究的千古疑难问题多达数百处。从 20 世纪 50 年代末至现在，他发表了诸如“析疑”“揭疑”“考释”“考义”这类文章 200 多篇。2008 年，他在外地休养的时候，凭记忆又搜集了古医书中疑问之处 88 条，其中部分内容现已整理成文。由此可见，先生对古医籍疏爬之勤。

**设帐杏坛　传道授业**

李今庸先生执教已 62 个春秋，在中医教育学上，开创和建立了两门中医经典学科教育（《黄帝内经》《金匮要略》）。他先后给师资班、西学中班、本科生、研究生等各类不同层次学生讲授《金匮要略》《黄帝内经》《难经》及《中医学基础》等课程。自 1978 年开始，又在全国中医界率先开展《内经》专业研究生教育。同时，李今庸先生还先后赴辽宁、广西、上海等地的中医药院校讲授《黄帝内经》《金匮要略》等经典课程。

李今庸先生非常重视教材建设。1958—1959 年，他首先在湖北中医学院筹建金匮教研组，并担任组长，其间编写了《金匮讲义》，作为本院本科专业使用。1963 年代理主编了全国中医学院第二版试用教材《金匮要略讲义》，从而将金匮这一学科推向了全国；1973 年为适应社会上的需求，对该书稍作润色，作为全国中医学院第三版试用教材再版发行；1974 年协编全国中医学院教材《中医学基础》；1978 年，主编《内经选读》，供中医本科专业使用，该教材受到全国《内经》教师的好评；1978 年，参与编著高等中医药院校教学参考丛书《内经》；1982 年主编高等中医药院校本科生、研究生两用教材《黄帝内经选读》；1987 年为光明中医函授大学编写了《金匮要略讲解》。几十年来，李今庸先生为中医药院校教材建设，倾注了满腔心血。

李今庸先生注重师资队伍建设。先生在主持原湖北中医学院内经教研室工作时，非常重视对教师的培养。1981 年，他在教研室提出了“知识非博不能反约，非深不能至精”的思想。他要求教师养成“读书习惯和写作习惯”。为配合教师读书方便，他在教研室创建了图书资料室，收藏各类图书 800 余册。并随时对教师的学习情况进行督促检查。1983—1986 年，他组织教研室教师编写了《黄帝内经索引》；1986 年，他又组织教研室教师编写了《新编黄帝内经纲目》。通过编辑书籍及教学参考资料，以提高教师的专业水平。在对教师的使用上，尽量做到人尽其才，才尽其用。通过十几年坚持不懈努力，现已培养出一批较高素质的中医药教师队伍。

在半个多世纪的中医药教学生涯中，先生主张择人而教、因材施教，注重传授真知和问答教学。他要求学生学习中医时必须树立辩证唯物主义和历史唯物主义思维方式，将不同时代形成的医学著作和理论体系置于特定历史时代背景中研究，重视经典著作教学和学生临床实践。1962 年，先生辅导高级西医离职学习中医班集体写作《从藏府学说看祖国医学的理论体系》一文，全文刊登于《光明日报》，并被《人民日报》摘要登载、《中医杂志》全文收载，在全国产生很大影响。

**扎根一线　累起沉疴**

李今庸先生在 80 年的医疗实践中，形成了独特的医疗风格、完整的临床医学思想，积累了大量的临床经验。其一，形成了完整的临床医学指导思想，即坚持辩证历史唯物主义思想指导下的“辨证论治”；其二，独创个人的临床医疗经验病证证型治疗分类约 580 余种。著有《李今庸临床经验辑要》《中国百年百名中医临床家丛书 · 李今庸》《李今庸医案医论精华》等临床著作。

李今庸先生通晓中医内外妇儿及五官各科，尤长于治疗内科和妇科疾病。在 80 年的临床实践中，他在内伤杂病的补泻运用上形成了自己独特的风格，即泻重痰瘀，补主脾肾。脾肾两藏，一为后天之本，一为先天之本，是人体精气的主要来源。二藏荣则一身俱荣，二藏损则一身俱损。因此，在治虚损证时，补主脾肾。在临床运用中，具体又有所侧重，小儿重脾胃，老人重脾肾，妇女重肝肾。慢性久病，津血易滞，痰瘀易生，痰瘀互结互病，易成窠囊。他对于此类病证的治疗是泻重痰瘀，或治其痰，或泻其瘀，或痰瘀同治。他临床经验丰富，辨证准确，用药精良，常出奇兵以制胜，其经验可见于《国医大师李今庸医学全集》中。

李今庸先生非常强调临床实践对理论的依赖性，他常说："治病如同打仗一样，没有一定的医学理论做指导，就不可能进行正确的医疗活动。"如一壮年男子，突发前阴上缩，疼痛难忍，呼叫不已，李今庸先生据《素问·厥论》"前阴者，宗筋之所聚"，《素问·痿论》"阳明者，五藏六府之海，主润宗筋"的理论，为之针刺足阳明经之归来穴，留针 10 分钟，病愈，后数十年未再发。此案正印证了其善于以经典理论对临床的指导运用。李老常言："方不在大，对证则效；药不在贵，中病即灵。"

从 1976 年起，李老应邀赴北京、上海、南京、南宁、福州、香港、韩国大田等多地讲学，传授临床经验，深入开展中外学术交流。

**振兴中医　奔走疾呼**

李今庸先生作为一代中医药思想家，从未停止过对中医药学理论、临床、教育的反复深入思考。1982 年、1984 年，他两次同全国十余名中医药专家联名上书党中央、国务院，建议成立国家中医药管理总局，加强党对中医药事业的领导，受到中央领导重视和采纳。1986 年，国家中医药管理局成立。其后，又积极支持组建中医药专业出版社。1989 年，中国中医药出版社成立。2003 年，向党中央和国务院领导写信陈述中医药学优越性和东方医学特色，建议制定保护和发展中医药的法规，同年，国务院颁布《中华人民共和国中医药条例》。

李老在担任湖北省政协常委及教科文卫体委员会副主任期间，深入基层考察调研，写了大量提案及信函建议。在湖北省第五届政协会议上，提出"请求省委、省政府批准和积极筹建'湖北省中医管理局'，以振兴我省中医药事业"等提案。2006 年，湖北省中医药管理局成立。

1986 年李老当选为湖北省中医药学会理事长。此后，主持湖北省中医药学会工作长达二十余年。组织举行“鄂港澳台国际学术交流大会”“国际传统医学大会”等各种大型中医药学术研讨会和国际学术交流会议。其间，向省委、省政府致信建议召开李时珍学术会议，成立李时珍研究会，开展相关研究，为在全国范围内形成纪念李时珍学术活动氛围奠定了坚实根基。主编《湖北中医药信息》《中医药文化有关资料选编》等。

近年来，李老对中医药学术发展方向继续进行深入思考与研究。认为中西医学不能互相取代，只能在发展的基础上取长补短，必须努力促使西医中国化、中医现代化，先后撰写和发表了《论中医药学理论体系的构成和意义》《发扬中医药学特色和优势提高民族自信心和自豪感》《试论我国“天人合一”思想的产生及中医药文化的思想特征》《中医药学应以东方文化的面貌走向现代化》《关于中西医结合与中医药现代化的思考》《略论中医学史和发展前景》等文章。

今将李今庸先生历年间写作刊印出版和未出版的各种学术著作，集中起来编辑整理，勒成一部总集，定名为《国医大师李今庸医学全集》，予以出版，一则是彰显李老半个多世纪以来，在中医药学术上所取得的具有系统性和创造性的重要成就，二则是为中医药学的传承留下一份丰厚的学术遗产。

李今庸先生历年间写作并刊印和出版的各种著作数十部，附列如下（以年代先后为序）：

《金匮讲义》，李今庸编著，原湖北中医学院中医专业本科生用教材。1959 年，内部油印。

《金匮要略讲义》，李今庸编著，全国中医学院中医专业本科生用第二版统一教材。1963 年 9 月，上海科学技术出版社出版。

《中医基础学》，李今庸编著，原湖北中医学院中医专业用教材。1971 年，内部铅印。

《金匮要略释义》，李今庸编著，中医临床参考丛书，全国中医学院西医学习中医者、中医专业用第三版统一教材。1973 年，上海科学技术出版社出版。

《内经选读》，李今庸主编，原湖北中医学院中医专业本科生用教材。1978 年，内部刊印。

《黄帝内经选读》，李今庸主编，原湖北中医学院中医专业本科生、研究生两用教材。1982 年，内部刊印。

《内经函授辅导资料》，李今庸主编，原湖北中医学院中医专业函授辅导教材。1983 年，内部刊印。

《读医心得》，李今庸著，是研究中医古典著作中理论部分的学术专著。1982 年 4 月，上海科学技术出版社出版。

《中医学辩证法简论》，李今庸主编，全国中医院校教学参考用书。1983 年 1 月，山西人民出版社出版。

《黄帝内经索引》，李今庸主编，原湖北中医学院中医《内经》专业教学参考用书。1983 年 12 月，内部刊印。

《读古医书随笔》，李今庸著，运用考据学知识和方法研究古典医籍的学术专著。1984 年 6 月，人民卫生出版社出版。

《金匮要略讲解》，李今庸著，全国高等中医函授教材。1987 年 5 月，光明日报出版社出版，后由人民卫生出版社于 2008 年更名为《李今庸金匮要略讲稿》再版。

《新编黄帝内经纲目》，李今庸主编，中医内经专业、西医学习中医者教学参考用书。1988 年 11 月，上海科学技术出版社出版。

《奇治外用方》，李今庸编著，运用现代思想和通俗语言，对中医药古今奇治外用方治给予整理的专著。1993 年 1 月，中国中医药出版社出版。

《湖北医学史稿》，李今庸主编，是整理和反映湖北地方医学史事的专门著作。1993 年 5 月，湖北科学技术出版社出版。

《李今庸临床经验辑要》，李今庸著，作者集数十年临床医疗实践之学术思想和临证经验的总结专著。1998 年 1 月，中国医药科技出版社出版。

《古代医事编注》，李今庸编著，选录了古代著名典籍笔记中关于中医药医事史料文献而编注的人文著作。1999 年，内部手稿。

《中华自然疗法图解》，李今庸主编，刮痧疗法、按摩疗法、针灸疗法和天然药食疗法等中医自然疗法治病图解的专著。2001 年 1 月，湖北科学技术出版社出版。

《中国百年百名中医临床家・李今庸》，李今庸著，作者集多年临床学术经验之专著。2002 年 4 月，中国中医药出版社出版。

《中医药学发展方向研究》，李今庸著，研究中医药学发展方向的专著。2002 年 9 月，内部刊印。

《古医书研究》，李今庸著，继《读古医书随笔》之后，再以校勘学、训诂学、音韵学、古文字学、方言学、历史学以及古代避讳知识等，研究考证中医古典著作的学术专著。2003 年 4 月，中国中医药出版社出版。

《中医药治疗非典型传染性肺炎》，李今庸编著，选用报刊上有关中医药治疗“非典”（严重急性呼吸综合征）的内容，集而成册。2003 年 8 月，内部刊印。

《汉字、教育、中医药文化资料选编》（1 -6 编），李今庸编著，选用报刊上发表的有关文字文化、教育和中医药文化资料而汇编的专门集册。2003—2009 年，内部刊印。

《舌耕馀话》，李今庸著，作者在兼任政协等多项社会职务期间，从事中医药事业的医政医事专门著作。2004 年 10 月，中国中医药出版社出版。

《古籍录语》，李今庸编著，选录古代典籍中关于启迪思想，予人智慧，为人道德之锦句名言而编著的人文专著。2006 年 8 月，内部刊印。

《李今庸医案医论精华》，李今庸著，作者临床验案精选和中医学术问题研究的专著。2009 年 4 月，北京科学技术出版社出版。

《李今庸中医科学理论研究》，李今庸著，中医科学基础理论体系和基本学术思想研究的专著。2015 年 1 月，中国中医药出版社出版。

《李今庸黄帝内经考义》，李今庸著，作者历半个世纪对《黄帝内经》疑难问题研究的学术专著。2015 年 1 月，中国中医药出版社出版。

《李今庸读古医书札记》，李今庸著，辑作者历年来在全国各地刊物上发表的关于古典医籍和古典文献的考释、考义、揭疑、析疑类文章的学术著作。2015 年 4 月，科学出版社出版。

《李今庸特色疗法》，李今庸主编，整理和总结了具有中医学特色的穴敷疗法、艾灸疗法、拔罐疗法、耳穴贴压法等治疗病证的专著。2015 年 4 月，科学出版社出版。

《李今庸经典医教与临床研究》，李今庸著，作者集中医经典教学和经典性临床研究的教研专著。2016 年 1 月，科学出版社出版。

《李今庸医惑辨识与经典讲析》，李今庸著，对有关经典医籍、医学疑问的解疑辨惑及经典著作课堂讲解分析的学术专著。2016 年 1 月，科学出版社出版。

《李今庸临床医论医话》，李今庸著，作者关于中医临床的医学论述和医语医话的学术专著。2017 年 3 月，中国中医药出版社出版。

《李今庸中医思考·读医心得》，李今庸著，作者独立思考中医药学实质和中医药学术发展方向性研究的学术专著。2018 年 3 月，学苑出版社出版。

《续古医书研究》，李今庸著，为《古医书研究》续笔，再以开创性的中医治经学方法继续研究中医古典著作之学术力作。将由学苑出版社出版。

另有待出版著作（略）。

李琳　湖北中医药大学

2018 年 5 月 1 日

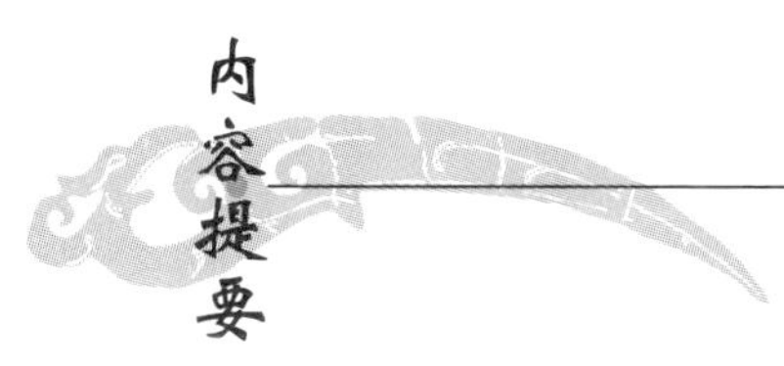

# 内容提要

本书是由湖北中医学院李今庸教授主持编撰的。编写此书的目的在于（1）开发利用中医药学；（2）改变我国农村当前缺医少药现象；（3）实现2000年人人享受初级保健的宏伟目标。

本书共记127个病种，1203首方剂，内容丰富，包括内、外、妇、儿、五官科等疾病，体现了中医简、便、廉、验的特色。全书方药都是外用药，体现了内病外治的特点，用之安全可靠，适用于广大城乡临床医师和具有中等文化程度者参考使用，也可作为家庭保健必备的一本医疗书籍。由于时代、环境的改变，书中有些方药请谨慎使用。

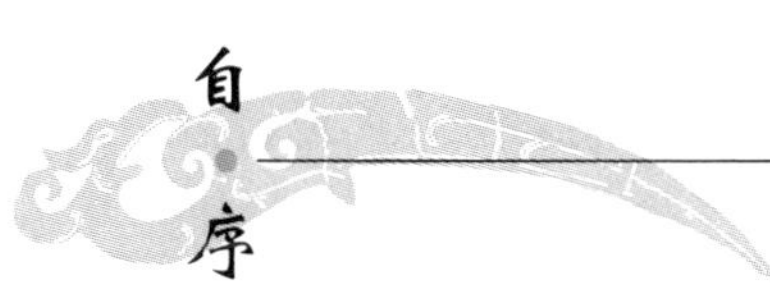

# 自序

近些年来，社会上刮起了一股“一切向钱看”的邪风。这股邪风也吹进了“是乃仁术”的某些医药卫生部门，侵袭了医护人员之心，使某些人医风败坏，医德扫地，革命人道主义则几乎荡然无存，药物和医术竟然都变成了牟利的工具。大处方、多处方、大剂量、高价格的情况时时可见，这不仅使中医药学“简”“便”“廉”“验”的特点不见了，而且经济压力严重超过了自费就医者尤其是农民的承受能力。就医者负债、荡产，“望药兴叹”就医无门、卧床待毙者亦有之，广大农村出现了新的缺医少药现象。这既妨碍了我国生产建设的正常发展，也阻滞了我国实现世界卫生组织提出“在2000年人人都享有初级卫生保健”的要求。

中华民族传统医药学——中医药学，是在我们这块“历史悠久，地大物博，人口众多”的国土上产生的，它符合我国人民医疗保健的实际。在中医学著作里，既有系统的理论知识，又有丰富的治病经验和多彩的医疗方法。在广大农村，有丰富的药材资源。开发利用中医药学，这对于改变我国农村当前缺医少药现象，实现人人享有初级卫生保健的目标，无疑有着重要的意义。

由于我国广大农村目前的文化知识结构和遍地皆药而又存在新的缺医少药的状况，特根据中医药学的丰富经验和“病在上，取之下；病在下，取之上；病在中，傍取之”的原则，选录了中医药学古今有关“奇治外用方”一千余首，用现代思想和通俗语言加以整理叙述，分门别类，编辑成册，使具有中等文化程度者即可读懂，并能掌握使用。其全部药方均为外用而不内服，故安全系数很大而不会发生用药事故，且多数药方简便，其药易于寻找，一种病证，列有多个药方，如此方药缺，可改选彼方。因而在一般疾病情况下，农村可以随时就地取材，自我治疗，不必外出求医。即使重病难病出现，也有可能为某些病人赢得时间，为到远方就医创造条件。

本编亦供农村医师在临床工作中参考。其中少数药方的药味较多，且组成中有贵重药物，这是供医师在必要时使用，以治疗某些疾病，并为而后科学地研究人体治疗机制的整体观提供资料和新的课题。

是为序。

1991 年 7 月 28 日
李今庸于湖北中医学院

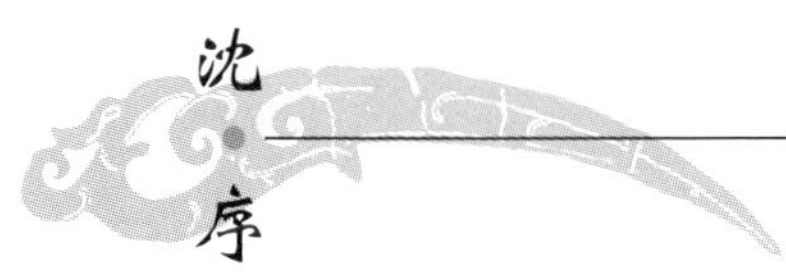

# 沈序

医药知识的兴衰，关系着人的性命。用精湛的医术，优良的方药，治疗疾病多获殊效。目前我国医药科学虽然有了很大的发展，但仍满足不了人们防病保健的需要，缺医少药的矛盾仍没有彻底缓解，特别是偏远的山区尤为严重。每谈到这个问题，我省中医药学专家李今庸教授总是备感焦虑。于是他从古今医学著作及期刊中，广收博采中医非病位外治药方数千首，取其中精华者，重新整理，编次成册，题为《古今奇治外用方》，每病下列数方乃至数十方。所选方药大多具有简、便、廉、验、安全等特点。文字通俗易懂，凡具有中等以上文化程度者即可阅读使用，不失为一本普及城乡医药知识的好读本。我喜其用心良苦，促其早日公诸于世。这本书的出版，必将为缓解缺医少药的状况及为实现在2000年人人享有初级卫生保健的宏伟目标有所裨益。这是李教授的夙愿，是我的期望，也是人民的幸运。

是为序。时在壬申季夏，沈因洛①写于武昌。

① 沈因洛：系原湖北省政协主席

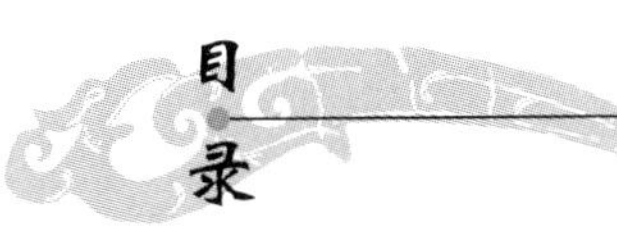

# 目录

# 外 感 病

## 一、预防感冒

### （一）病证

常因气候突变，衣着不慎，起居失宜；或体质素弱，感受风寒而致恶寒、发热、咳嗽等证。

### （二）预防

方
药物：葱白 1 把
用法：上一味，捣绞取汁。每用时，以一竹管，取药汁 2 ~ 3 滴，滴于鼻孔中取嚏。每日 1 ~ 2 次。

## 二、感冒风寒

### （一）病证

恶寒发热，无汗，头痛，鼻塞或鼻流清涕，唾痰清稀。小儿则吮乳不得。

### （二）治疗

方 1
药物：新鲜生姜 1 块
用法：将鲜生姜捣烂，用布包裹，擦病人前额正中部。

方 2

药物：生姜渣 1 团

用法：用生姜渣擦病人手足心、两臂弯，以及前胸后背等处，直至病人出汗。

方 3

药物：白芥子 15 克

用法：上一味，研为细末，用水调成泥状，敷于脐周，然后取一盐水瓶，装入热水，隔着衣服，熨脐部。

方 4

药物：麻黄 6 克（去节）　甘草 3 克　冰片 3 克

用法：上二味，先将麻黄、甘草研为细末，再加入冰片共研为极细末。用时取少许药末点两眼角，然后盖被避风，静卧以待汗出。若汗不出，喝热水一杯。

方 5

药物：苍术 10 克　羌活 10 克　明矾 6 克　生姜汁 1 杯

用法：上四味，先将苍术、羌活、明矾研为细末，用生姜汁调和为丸。将丸子握在手心．或夹在两腿之间，侧卧盖被待汗，若汗不出，喝热水一杯。

方 6

药物：胡椒 20 克　丁香 20 克　葱白 1 把

用法：上二味，共捣烂如泥，分作两半。一半涂在两掌心，另一半夹在两腿内侧。

方 7

药物：胡椒 10 克　葱白 20 克　百草霜 10 克

用法：上三味，共捣烂如泥，作丸。将药丸放于脐中，外用纱布固定。

方 8

药物：连须葱白 10 克　生姜 10 克　淡豆豉 10 克　白盐 5 克

用法：上四味，共捣烂如泥，做成饼状，烤热贴于脐部，外用纱布固定。

方 9

药物：香附子 20 克

用法：上一味，用醋炒热，装在一小布袋内，乘热擦背部。

方 10

药物：苍术 10 克　枯矾 6 克　高良姜 10 克　葱白 10 根

用法：上四味，除葱白外，余药研为细末炒热，同葱白捣和成泥状。取药泥涂于两手心，然后将一只手盖在脐上，但手心必须窝起，以防药物接触脐部；用另一手兜住外阴。再服绿豆汤催汗。

方 11

药物：麻黄 9 克　桔梗　细辛　吴茱萸　防风　白芷各 3 克　乌头　干姜　蜀椒　桂心各 3.5 克

用法：上十味，共研为极细末，水调和做成枣核大丸子。每次取一丸塞于鼻孔中，一日可换丸三四次。

方 12

药物：赤豆 10 克　皂角 10 克，炙

用法：上二味，共研为细末，用香油调和，敷贴于囟门上。

注：赤豆，又称红豆，即“赤小豆”。

方 13

药物：胡椒 15 克　天麻 10 克　银朱 10 克　枣肉泥 1 团

用法：上四味，将胡椒、天麻、银朱共研为细末，用枣肉泥和合为丸。取一丸握于掌中。

方 14

药物：藜芦 3 克　瓜蒂 9 克　牙硝 6 克　麝香少许

用法：上四味，共研为细末。每用时，以一纸筒，取少许药末，放于鼻孔中，得嚏则愈。

方 15

药物：麻黄 6 克（去节）　甘草 6 克　琥珀 3 克　牛黄少许　冰片 1.5 克

用法：上五味，共研为极细末。每用时，取少许药末，男左女右点于大眼角内。

方 16

药物：雄黄 1 克　辰砂 6 克　牙硝 1 克　金箔 1.5 克　麝香少许

用法：上五味，共研为极细末。每用时，取少许药末，男左女右点于大眼角内。

方 17

药物：麝香 1 克　牛黄少许　青黛末 1 克　蜈蚣 0.5 克　蝎尾（去毒）0.5 克　薄荷 0.5 克　枣肉 10 克

用法：上七味，除枣肉外，其余各药共研为细末，再同枣肉捣合成膏，做成饼状。将药饼放于头顶，外用纱布固定。

方 18

药物：细辛 30 克　小麻油 120 毫升　蜡 60 克

用法：上三味，将细辛研为细末，放于麻油中煎熬，煎至微黑色时下蜡，待蜡完全消溶后，退火，药液凝聚成膏收贮。每用时，取药膏少许，涂于患儿囟门上，一日换药三次。

方 19

药物：生南星 15 克　生姜汁 1 盅

用法：上二味，将生南星研为细末，用姜汁调和成泥状。涂于患儿肉门上，鼻通后随即洗掉。

方 20

药物：生川乌炮，去皮脐　辰砂（研，水飞）各 60 克　生南星（洗，去皮）120 克

用法：上三味，共研为细末，用酒调和成膏状。每用时，取药膏涂于患儿囟门上。

方 21

药物：莽草 250 克　牡蛎 120 克　雷丸 30 粒　大黄 30 克　蛇床子 60 克

用法：上五味，以水煎数沸，去渣，倒于盆中，待水变温后，浴洗患儿。注意不要让药水接触患儿的眼睛及外阴部。

注：莽草，为木兰科植物狭叶茴香的叶。

方 22

药物：藜芦 30 克（炒干）　麝香少许

用法：上二味，共研为细末。每用时，以一纸筒取少许药末，放于患儿鼻孔中。

方 23

药物：杏仁 0.2 克　蜀椒（出汗）　附子（去皮）　细辛各 0.1 克

用法：上四味，共置一容器中，倒入食醋，浸泡一昼夜，去渣，加猪油 300 毫升煎煮，当附子煎至黄色时，去掉附子，放冷后收贮备用。每用时，将药膏涂在纸捻上，塞入鼻孔中，一日换药两次。

方 24

药物：羊髓　熏陆香各 90 克

用法：上二味，共放于锅中，加水用小火煎熬数沸，去渣，继续煎熬成膏，收贮备用。每用时，以手蘸药膏摩擦背部。

方 15　（本方用于感冒风寒兼见小便不利）

药物：生葱 1 把

用法：上一味，捣烂，敷于脐下横纹中，干后再换。

方 26　（本方用于感冒风寒兼见舌吐出口外）

药物：巴豆仁 1 粒（去油研细）

用法：上一味，用一小块干净纸，将巴豆仁卷于纸内，塞于鼻孔中。

## 三、感冒风热

### （一）病证

发热，微恶风寒，汗出，口干渴。

### （二）治疗

方

药物：大戟 60 克　苦参 60 克

用法：上二味，共研为细末，过筛，用醋浆 5000 毫升煮沸，滤去药末，等水变温后，从上到下浴洗身体各部。

## 四、感冒暑湿

### （一）病证

头痛，头昏，鼻塞不通，胸膈胀闷不舒。

### （二）治疗

方

药物：鹅不食草适量

用法：上一味，晒干，研为细末，装于磁瓶内，用蜡封口备用。每用时，以一纸筒，取药末约0.5克，放于鼻孔中。

## 五、感冒风湿

### （一）病证

恶寒发热，身热不高，头痛如裹，周身骨节疼痛，或某一处骨节痛。

### （二）治疗

方

药物：巴豆仁49粒，去油

用法：上一味，研烂如泥，分做成3个药饼。让病人坐在密闭的房间中，右侧放一盆炭火，左侧放一盆滚开水，前面放一张书桌，桌上放一本书。病在左侧，令病人将右手仰放在书上；病在右侧，令病人将左手仰放在书上。然后取药饼一块放于手心，再在药饼上放一只碗，碗里倒入热水，水冷后再换，直至病人出汗为止。

## 六、寒湿伤头

### （一）病证

头重痛，鼻塞，体痛，面黄，气喘，烦躁。

### （二）治疗

方

药物：瓜蒂 27 个　赤小豆 27 粒　秫米 27 粒

用法：上三味，共研为细末，用水调和，做成大豆大的丸子若干粒。每用时，取一粒塞于鼻孔中，当鼻中有黄水流出时，表明有效。

## 七、阴证伤寒

### （一）病证

阴证伤寒，寒邪直中三阴经。症见腹部胀满疼痛，下利清谷；或四肢逆冷，手足屈曲不伸，小腹部绞痛，咽喉疼痛；甚至男子阴囊内缩，女子乳头内缩，牙关紧急，气绝欲死。

### （二）治疗

方 1

药物：白芥子 30 克

用法：上一味研为细末，装于瓷瓶里备用。每用时，取药末 1 克，以水调和，敷于脐周。每日换药一次。

方 2

药物：胡椒 49 粒　连须葱头 49 个　百草霜少许

用法：上三味，先将胡椒、连须葱头共捣烂如泥，加百草霜和合再捣，然后分摊在两块布上。用时取一块贴在脐部，外用纱布固定；另一块包在龟头上，外用线捆住，以防脱落。

方3

药物：法夏　桂枝　甘草各20克　姜汁1杯　附片2片

用法：上五味，先将法夏、桂枝、甘草研为细末，用姜汁调和。涂于颈上及脐部，再用附片贴两足心，外用纱布固定。

方4

药物：吴茱萸60克

用法：上一味，用酒拌和，装于一只细布袋内，烤热，趁热熨脐下及两足心。

方5

药物：胡椒　枯矾　火硝　黄丹各3克　丁香1.5克

用法：上五味，共研细，用醋调和，分做成二丸。用时分别将二丸握在两手心，卧床盖被待汗，用此法时忌饮茶水。

方6

药物：胡椒　枯矾　黄丹各3克　丁香1.5克

用法：上四味，共研为细末。撒在肚脐上，外用纱布固定。

方7

药物：威灵仙　肉桂　吴茱萸各10克　普通膏药若干张

用法：上四味，除膏药外，其余各药共研为细末。每用时，取药末5克，撒在普通膏药上，然后将膏药贴在第二胸椎下。

方8

药物：干姜　附子　川乌　良姜　吴茱萸　肉桂各10克

用法：上六味，共研为细末，用醋调和，做成杏仁大的丸子数粒。每用时，取一粒放在脐部，外用纱布固定。

方9

药物：干姜　附子　川乌　良姜　吴茱萸　肉桂各10克　麻油250克　黄丹120克　川椒末30克

用法：上九味，除麻油、黄丹、川椒末外，其余各药共装于一布袋内，用粗线封口，将药袋放麻油中煎炸，待油煎至滴在水里成珠时，捞出药袋，下黄丹收膏，摊成膏药若干张。每用时，取膏药一张，撒少许川椒末在膏药上，将膏药贴在肚脐部。

方 10

药物：附子 10 克　川椒 10 克　飞面 10 克　食盐 5 克　姜汁 1 杯

用法：上五味，先将附子、川椒研细，再同飞面、食盐、姜汁调和成糊状。每用时，取适量药糊填在脐周，外用纱布覆盖胶布固定。

方 11

药物：烧酒 1 杯　姜汁 1 杯

用法：上二味和合，用棉球蘸擦手足。

方 12

药物：川椒末　肉桂末各 20 克　烧酒、姜汁各 1 杯

用法：上四味和合，调成糊状，涂于腿、脚上。

方 13

药物：硫黄（研）　吴茱萸（热水浸洗，捞出烘干，炒，研末）硝石（研）各 1 克　巴豆（去皮、心，筋膜）0.5 克

用法：上四味，共研为细末，用软饭和为丸，为弹子大。每用时，先令病人用川椒煎水泡手，然后取一丸，男左女右握在手心，汗出即愈。

## 八、外寒里热证

### （一）病证

恶寒发热，头痛，口干鼻燥，心烦，小便黄赤。

### （二）治疗

方

药物：麻黄膏 3 克　黄连膏 3 克　胆矾　冰片各 1.5 克　牛黄少许　青鱼胆 3 克

用法：上六味，先将胆矾、牛黄、冰片共研为细末，再同麻黄膏、黄连膏、青鱼胆拌和。每用时，以一棉签蘸药点于眼内。

# 流行疾病

## 一、瘟疫预防

### （一）病证

瘟疫是感受自然界一种疫疠毒气所引起的一种急性热性病，发病急剧，传变迅速，易引起大流行，大人、小孩症状相似，病情险恶，死亡率高。

### （二）预防

方 1

药物：清油 1 杯

用法：先用清油涂抹鼻孔，再用纸捻探鼻，使打喷嚏三五个。

方 2

药物：雄黄 30 克

用法：上一味，研为细末，每用时，以一纸筒取少许药末放于鼻中；或用香油将药末调成糊状，每次取少许涂于鼻中。

方 3

药物：紫金锭数粒

用法：上一味，装于一布袋中戴在身上。

方 4

药物：苏合香丸

用法：上一味，取数粒，装于一细布袋内，佩戴在身上。

方 5

药物：降香 30 克

用法：上一味，研为细末，装于一细布袋内，佩戴在身上。

方 6

药物：白术 60 克　桔梗 30 克　细辛 30 克　附子炮，60 克　乌头（去黑皮）120 克

用法：上五味，共研为细末，装于一细布袋内，佩戴在身上。

方 7

药物：大黄 36 克　苍术　檀香　山柰　雄黄　朱砂　甘松各 30 克　川椒　贯众　降香　龙骨　虎骨各 24 克　菖蒲　白芷各 18 克　肉桂 15 克　细辛　丁香　吴茱萸　沉香各 12 克

用法：上十九味，共研为细末，装于一细布袋内，佩戴在身上。

方 8

药物：雄黄 90 克　雌黄 180 克　矾石 45 克　鬼箭羽 45 克　羚羊角（烧）60 克

用法：上五味，共研为细末。每用时，取药末 60 克，用青皮包裹，放在院中燃烧；其余分装于两只细布袋中，一只挂在胸前，—只挂在门上。

方 9

药物：藜芦　闹羊花各 30 克　附子　桂心　珍珠各 10 克　细辛　干姜各 20 克　丹皮　皂荚各 40 克

用法：上九味，共研为细末，装于一细布袋内，男左女右挂于臂上。

方 10

药物：虎头骨（炙）150 克　朱砂（研）45 克　鬼臼 30 克　雄黄（研）45 克　皂荚（炙）30 克　雌黄（研）45 克　芜荑 30 克

用法：上七味，共研为细末，用蜡、蜜调和，做成弹子大的药丸若干粒。每用时取一粒，装于一细布袋内，男左女右，挂在臂上；再取四粒分别放于房间的四角；另外，每月初一、十五在院中烧一粒。

方 11

药物：雄黄 15 克　朱砂 6 克　菖蒲 6 克　鬼臼 6 克

用法：上四味，共研为细末，用酒调成糊状。涂于手足心和心口、前额、鼻中以及耳门等处。

方 12

药物：川芎　白芷　藁本各 90 克　米粉 120 克

用法：上四味，先将川芎、白芷、藁本研为细末，再同米粉合研为极细末。用棉球蘸药末擦全身。

方 13

药物：樟脑 5 克　葱白汁 1 盅

用法：上二味，将樟脑研为细末。每用时，取药末适量，用葱白汁调和成糊状，涂于鼻孔中。

方 14

药物：川芎　白芷　藁本　苍术　零陵香各 90 克　米粉　120 克

用法：上六味，除米粉外，其余各药共研为细末，再同米粉合研为极细末。用棉球蘸药末擦全身。

## 二、瘟疫

### （一）病证

头痛身疼，高热口渴，心烦欲死，甚至衄血、发斑，神志昏迷。

### （二）治疗

方 1

药物：麻黄膏　黄连膏各 3 克　胆矾　冰片各 1.5 克　牛黄少许　青鱼胆 3 克

用法：上六味，先将麻黄膏、黄连膏混合均匀，再将胆矾、冰片、牛黄研细，然后一同和青鱼胆拌和，用棉签蘸药滴于眼内。

方 2

药物：麻黄（去节）6 克　甘草 6 克　琥珀 3 克　牛黄少许　冰片

1.5克

用法：上五味，共研为极细末。每用时，以棉签蘸少许药末，男左女右点于大眼角内。

方3

药物：雄黄1克　辰砂6克　牙硝1克　金箔1.5克　麝香少许

用法：上五味共研为极细末，每用时，以棉签蘸少许药末，男左女右点于大眼角内。

方4

药物：青木香2克　白檀香1克

用法：上二味，共研为细末，用水调成糊状，涂于头顶。

方5

药物：芫花60克

用法：上一味，用水1000毫升煎熬，去渣，取旧布一块，放于药水中浸泡10~15分钟，取出搭在病人胸部，干后再浸再搭。

方6

药物：苍术　桃枝各6000克　白芷　山奈各5000克　甘松　大茴　桂皮　香附　檀香　降香各1000克　白蒺藜　贯众　鬼箭羽各500克　雄黄　雌黄各240克　榆面适量

用法：让病人坐在房中，关上门窗，将上十六味药合总在一起，置房中燃烧，使烟气随呼吸出入。

方7

药物：井底泥1团。

用法：取泥涂两脚心。

## 三、疫后遗证

### （一）病证

瘟疫愈后，两胁胀满。

### （二）治疗

方

药物：食盐500克

用法：上一味，炒热，装于布袋内，封口，熨脐下。

## 四、大头瘟

### （一）病证

初起恶寒发热，头面红肿或咽喉疼痛；随后恶寒渐止，热势增高，咽喉肿痛加重，口渴苔黄。

### （二）治疗

方

药物：玄胡4.5克　皂角　川芎各3克　藜芦1.5克　闹羊花1克

用法：上五味，共研为极细末。用一纸捻蘸药末少许，塞入病人鼻孔中取嚏，若病人鼻孔中有脓血流出时效果更好。

## 五、痄腮

### （一）病证

初起恶寒发热，1～2天后，一侧或双侧耳下腮部逐渐肿大，胀痛拒按，漫肿坚硬，耳聋，口渴，烦躁等。

### （二）治疗

方1

药物：吴茱萸10克　胡黄连6克　川大黄5克　胆南星3克

用法：上四味，共研为细末，用醋调和，分做成两个小饼，放于两脚心，外用纱布固定，24小时换药一次。一般一次即热退肿消，四次即可痊愈。

方 2

药物：麝香少许　朱砂 1.5 克　螺蛳 2 个

用法：上三味共捣烂如泥，敷于囟门部，待干后自落，不要用手剥去。

# 霍　乱

本病为中医学所说的病人突然出现“上吐下泻，挥霍缭乱”的一种病证，不是西医学所说的烈性传染病中的“霍乱”。

## （一）病证

病人突然出现腹痛，上吐下泻，挥霍缭乱，甚至抽筋，病势凶险。

## （二）治疗

方 1

药物：生大蒜 30 克

用法：上一味，捣烂如泥，分别涂于心下及两足心，外用纱布固定。

方 2

药物：芥菜子 15 克

用法：上一味，研为极细末，填于肚脐中，外用纱布固定。

方 3

药物：吴茱萸 80 克

用法：上一味，用酒拌和，蒸热，以布包裹，乘热熨脐下。

方 4

药物：雄黄　硼砂　朴硝　冰片　玄明粉各 5 克　麝香少许

用法：上六味，共研为极细末。每用时，以一纸捻蘸少许药末，点于眼内。

方 5

药物：朱砂 10 克　柿蒂 10 克　丁香 10 克

用法：上三味，先将朱砂研为细末；再用柿蒂、丁香煎水调和药末，敷于病人胸部，外用纱布覆盖，胶布固定。

方 6

药物：皂荚 15 克

用法：上一味，研为细末。每用时以一纸筒，取少许药末，放于病人鼻孔中。

# 咳　喘

## 一、感寒咳嗽

### （一）病证

咳嗽，打喷嚏，流泪，鼻塞，声音嘶哑，吐痰清稀。

### （二）治疗

方 1

药物：款冬花 30 克　生蜜 50 毫升

用法、上二味，将款冬花研为细末，用生蜜调和，做成药饼，临卧前将药饼放在有火的香炉中燃烧，令病人张口吸烟。

方 2

药物：大南星 15 克　生姜汁 1 盅

用法：上二味，将南星研为细末，用生姜汁调和成泥状，敷于患儿的囟门上。

方 3

药物：石燕 30 克

用法：上一味，研为细末，用蜂蜜调和成糊状，涂于患儿口唇上，一日涂三五次。

注：石燕，为古生代腕足类石燕子科动物中华弓石燕及近缘动物的化石。

## 二、肺虚咳嗽

### （一）病证

肺气虚弱，长期咳嗽，少气懒言，稍微活动即出现轻度喘气。

### （二）治疗

方 1

药物：木鳖子 30 克　款冬花 30 克

用法：上二味，共研为细末。每用时，取药末 9 克，放于一盘中点火燃烧，令病人用鼻吸烟，每口一次，五六次为一个疗程，然后服补肺药。

方 2

药物：木鳖子 1 个　雄黄 3 克

用法：上二味，共研为细末，放于一盘中点火燃烧，令病人用鼻吸烟。

方 3

药物：钟乳石（研）　白石英（研）　人参　丹参（研）　雄黄（研）各 2.5 克　水银（研）1 克　乌羊肾脂 1 具

用法：上七味，除水银、羊脂外，余药分别研为细末，再同水银一同研细，然后将药末放于羊脂中煎熬；稍冷后均匀地摊于纸上约一分厚。每用时，剪半方寸药纸，点燃，令病人吸烟。用药期间禁生冷酒肉。

## 三、伤力咳嗽

### （一）病证

强力劳伤，咳嗽，咳则胸胁疼痛。

（二）治疗

方

药物：人参　雄黄　雌黄　阿胶炒　五加皮　款冬花各 10 克

用法：上六味，共研为细末；取一块厚约五寸见方的纸，放在溶化的黄蜡中浸透，取出在蜡纸上均匀地铺一层熟艾叶，将药末均匀地撒在艾叶上，再在药末上铺一层桑根白皮，将纸卷成香烟状，点燃吸烟，每吸一口，喝一口清茶压下。

## 四、久咳不愈

（一）病证

长期咳嗽，时轻时重，活动就喘，胸部疼痛。

（二）治疗

方 1

药物：款冬花 90 克

用法：上一味，研为细末，每用时，取款冬花末 30 克，燃烧，用口吸烟。

方 2

药物：细熟艾叶 150 克　石硫黄末 150 克

用法：上二味，取四寸见方的纸一张，先在纸上均匀地铺 15 克细熟艾叶，再在艾叶上均匀地铺 15 克石硫黄末，然后用筷子将纸卷成条状，如此做十支。每用时，取一支，点燃一头，抽出筷子，用口对着另一头吸烟。若出现呕吐时就停止，第二天早晨再吸。

方 3

药物：熟艾叶 15 克　青矾石末 15 克　雄黄末 10 克　食盐 10 克　淡豆豉末 10 克

用法：上五味，取约四寸见方的青布一块，先将艾叶均匀地铺在布上，然后依次均匀地撒上矾石末、雄黄末、食盐、淡豆豉末，随即将布卷起来，点火燃烧，投入一干燥罐内，罐口用一张纸密盖住，中间开一小孔，让烟从小孔中冒出，用口吸烟，直至呕吐，一日二次。3～7天内禁油腻。

## 五、肺寒哮喘

### （一）病证

哮喘、咳嗽、吐痰清稀，胸膈满闷，口不渴。

### （二）治疗

方1

药物：白果15克　麻黄15克

用法：上二味，共捣烂，捏成小团，塞于鼻孔中。

方2

药物：凤仙花连根叶（3株）　生姜60克　白芥子90克　轻粉白芷各10克

用法：上五味，先将白芥子、轻粉、白芷共研为细末，用蜂蜜调和，做成小药饼若干个备用。每用时，先用凤仙花或者生姜煎水去渣，用一块干净的布乘热蘸药汁擦洗背部，药水变凉后煨热再擦，擦至极热为止。然后将药饼烤热，贴于背后正中第三骨节上，贴上后虽热痛难忍，务必极力忍耐，不可随意取下，药饼冷后再换一块烤热的药饼贴上，不可间断，轻则贴一二日，重则贴四五日或五六日。

## 六、肺热哮喘

### （一）病证

呼吸急促，喘息气粗，喉中有哮鸣音，吐痰黄稠，口渴喜饮，胸闷心烦。

### （二）治疗

方 1

药物：桃皮 30 克　芫花（或根）30 克

用法：上二味，用水煎煮，去渣，以毛巾蘸药水擦洗胸部及四肢。

方 2

药物：荞麦面 60 克　鸡蛋 2 个

用法：上二味，用鸡蛋清调和荞麦面，做成团状，擦胸口。

## 七、痰浊哮喘

### （一）病证

咳嗽，痰多黏腻，咯吐不爽，胸膈满闷。

### （二）治疗

方 1

药物：观音救苦膏若干张

用法：上一味，每用时，取两张，分别贴于前心、后背。

方 1

药物：巴豆霜 30 克　姜汁 1 杯　橘皮数块

用法：上三味，用姜汁调和巴豆霜，做成黄豆大药丸若干粒。每用时，取一粒，用橘皮包裹，塞于鼻孔巾。

方 3

药物：巴豆仁 1 粒

用法：上一味，捣烂，用布包裹，男左女右塞于鼻孔中。

方 4

药物：生明矾 60 克　米粉 30 克　醋 1 杯

用法：上三味，将生明矾、米粉共研为细末，用醋调和，做成饼状，贴于两足心，外用纱布固定。

方 5

药物：生南星 30 克　白芥子 30 克　生姜汁 1 杯

用法：上三味，先将生南星、白芥子共研为细末，用生姜汁调和，分做成两块药饼，贴于两脚心，外用纱布固定。

方 6

药物：熟艾叶 30 克　雄黄末 1 克　款冬花 1 克

用法：上三味，取蜡纸一张，先将艾叶均匀地铺在纸上，再依次将雄黄末、款冬花均匀地铺上，用一芦苇秆将纸卷成条状。用时以细线系住一头，悬挂，点燃另一头，令病人吸其烟。

方 7

药物：明矾 3 克

用法：上一味，研细，用白蜜调和，做成条状，擦胸部。

方 8

药物：独头蒜 2 枚

用法：上一味，削左两头，塞于鼻中，塞入不久，口中即有脓血流出。

方 9

药物：朱砂 7.5 克　甘遂 4.5 克　轻粉 0.5 克

用法：上三味，共研为细末备用。取温浆水一小杯，向水中滴香油一滴，将药末撒在水面上，待药下沉后，去掉上层水，取底层药调涂脐部。

注：温浆水，即温泉水。

方 10

药物：牵牛子 15 克　大黄 30 克　槟榔 6.5 克　木香 3.5 克　轻粉 0.5 克

用法：上五味，共研为细末，用蜜调和，做成饼状，贴于脐部，外用纱布固定，待泻时即去药。

方 11

药物：瓜蒂　皂角　白芥子各 10 克

用法：上三味，共研为细末。每用时，以一纸筒取少许药末，放于病人鼻孔中。

方 12

药物：藜芦 10 克

用法：上一味，研为细末。每用时，以一纸筒取少许药末，放于病人鼻孔中。

## 八、虚脱气喘

### （一）病证

喘息，手足逆冷，大汗淋漓。

### （二）治疗

方

药物：吴茱萸 10 克

用法：上一味，研为细末，以烧酒调和，做成饼状，贴于患儿脐部，外用纱布固定。

# 肺　　痨

## 一、痨虫伤肺

### （一）病证

恶寒、咳嗽、咳血、饮食减少、疲乏无力。

### （二）治疗

方

药物：白术　青木香　香附　朱砂　水飞　诃黎勒　安息香　沉香　丁香　荜茇　冰片　熏陆香　苏合香　檀香各60克　麝香　广角各少许

用法：上十五味，除安息香、苏合香外，其余各药共研为细末。另将安息香加烧酒熬膏，再同上药末，苏合香、蜂蜜拌和，做成弹子大药丸，外用蜡封。每用时，取十粒，装于一细布袋内，挂于胸前。

## 二、肺肾阴虚

### （一）病证

咳嗽，咳血，潮热，盗汗，动则气喘。

### （二）治疗

方1

药物：玄参500克　甘松180克　炭末180克　炼蜜680克

用法：上四味，将玄参、甘松共研为细末，加炼蜜500克，拌和均匀，置于瓷碗中，封闭，埋于地下半日，取出加炭末，炼蜜180克，拌和均匀，装于瓶中，封窖五日，取出点火燃烧，令病人用鼻常闻其香气。

方2

药物：观音救苦膏若干张

用法：取观音救苦膏数张，贴于背脊、尾椎骨及肚腹等处。

## 三、阴虚阳强

### （一）病证

肺痨阴虚，相火易动，阴茎易举。

### （二）治疗

方

药物：皮硝20克

用法：上一味，置于手心，两手合住，待硝白化，阴茎即不再举。

# 胃　　病

## 一、胃气痛

### （一）病证

胃脘胀痛，嗳气则舒。

### （二）治疗

方 1

药物：雄黄 3 克　硼砂 3 克　朴硝 3 克　冰片 3 克　麝香少许　玄明粉 3 克

用法：上六味，共研为极细末，每用时，以一纸捻，蘸少许药末，点于眼内。

方 2

药物：川楝子　玄胡各 30 克　川芎　白芷各 20 克　细辛 10 克

用法：上五味，共研为细末。每用时，取药末 5 克，用醋调和成糊状，敷于脐部。每日换药一次，七天为一疗程。

## 二、饮食难化

### （一）病证

饮食不易消化，胀满，胃纳呆滞，食欲不振，甚至嗳腐泛酸。

### （二）治疗

方

药物：紫苏 60 克

用法：上一味，煎水，去渣，倒于盆中，浴洗全身。

# 噎　膈

(一) 病证

吞咽困难，尤其是吞固体食物更困难，虽勉强吞入，也必阻塞不下，后又吐出。

(二) 治疗

方 1

药物：舂杵头糠 10 克

用法：上一味，放于手巾角中，擦拭牙齿。

方 2

药物：雄黄 3 克　朱砂 3 克　木香 3 克　沉香 3 克　丁香 3 克　麝香少许　桂皮 3 克　鸦片灰 3 克　人乳 1 杯

用法：上几味，除人乳外，余药共研为细末，用人乳调和为丸，放于脐中，再用暖脐膏盖住，外用纱布固定。

方 3

药物：牛口涎　狗涎各 15 毫升　童便 20 毫升　大附子 1 枚　麝香少许

用法：上五味，将牛门涎、狗涎、童便、大附子共置一容器中，用火煎煮，将麝香涂于手掌，待附子脐发开时，取出用鼻子嗅闻，并嗅闻其汤。

# 心　痛

（一）病证

心口疼痛，重者疼痛欲死，饮食减少。

（二）治疗

方1

药物：火硝3克　雄黄3克

用法：上二味，共研为细末，每用时，以一纸捻蘸少许药末，点于眼角内。

方2

药物：火硝3克　雄黄3克　麝香少许

用法：上三味，共研为细末，用正开水调和，点于大眼角内。

方3

药物：黄瓜1条　生白矾末适量

用法：上二味，将黄瓜剖开，挖出瓤子，再用生白矾末填满，合拢用线捆住，悬挂在避口通风处阴干，待黄瓜外起白霜时，将霜扫下，装于瓷瓶内，用蜡封口备用。如心急痛欲死，口有微气者，以纸捻蘸霜少许点于眼内。

方4

药物：雄黄3克　朱砂3克　木香3克　沉香3克　丁香3克　麝香少许　桂皮3克　鸦片灰3克　人乳1杯

用法：上九味，除人乳外，余药共研为细末，用人乳调和做成丸子，放于脐中，再盖上暖脐膏，外用纱布固定。

# 呃　　逆

## 一、胃寒呃逆

### （一）病证

呃声沉缓有力，胃脘不舒，得热则减，得寒则愈甚。

### （二）治疗

方 1

药物：雄黄 6 克　烧酒 1 杯

用法：上二味，用烧酒煎雄黄，煎至七分，让病人闻热气。

方 2

药物：雄黄 6 克　乳香 6 克　烧酒 1 杯

用法：上三味，先将雄黄、乳香共研为细末，再同烧酒煎煮，让病人闻热气。

方 3

药物：硫黄 6 克　乳香 6 克　烧酒 1 杯

用法：上三味，先将硫黄、乳香共研为细末，再同烧酒煎煮，让病人闻热气。

方 4

药物：硫黄 6 克　乳香 6 克　陈艾叶 6 克　烧酒一杯　生姜 1 块

用法：上五味，先将硫黄、乳香、艾叶共研为细末，再同烧酒煎煮，让病人闻热气，外用生姜擦前胸。

方 5

药物：干净黄土 1 大块

用法：上一味，置于盆内，让病人闻黄土的气味。

方 6

药物：麻黄 15 克　烧酒 1 杯

用法：上二味，共置一锅中，煮数沸，让病人闻热气。

方 7

药物：麻黄 15 克

用法：上一味置火中燃烧，让病人吸其烟。

方 8

药物：乳香 15 克

用法：上一味，研为细末，均匀地撒在约二寸见方的纸上，卷作筒状，燃烧，令病人用鼻吸烟。

## 二、阴虚呃逆

### （一）病证

肝肾阴虚，虚火上逆，呃声连续不断，口舌干燥。

### （二）治疗

方

药物：龟板 120 克　熟地 120 克　黄柏 60 克　知母 60 克　黄丹 230 克　麻汕 500 克

用法：上六味，将龟板、熟地、黄柏、知母共装于一布袋内，用粗线封口，放麻油中煎熬，待油煎至滴水成珠时，捞出药袋，下黄丹收膏，摊成膏药若干张。每用时，取膏药一张，贴于脐下。

## 三、突呃不止

### （一）病证

突然呃逆，呃声连绵不止。

### （二）治疗

方

药物：皂角末 10 克

用法：上一味，用一纸筒取少许药末，放于鼻孔中，得嚏则止。

# 呕　　吐

## 一、热性呕吐

### （一）病证

呕吐，面红，手脚心发热。

### （二）治疗

方 1

药物：绿豆粉 30 克　鸡蛋 2 个

用法：上二味，将绿豆粉用鸡蛋调和成泥状，分别敷于两脚心。

方 2

药物：白芥子 30 克　烧酒 1 杯

用法：上二味，先将白芥子研为细末，再用烧酒调和成泥状，分别敷于两足心。

方 3

药物：新鲜竹茹　生姜各 50 克

用法：上二味，共绞取汁，用棉球蘸药汁擦胸口。

## 二、寒性呕吐

### （一）病证

呕吐，胃脘冷痛，纳食不香。

### （二）治疗

方 1

药物：灶心土 1 小块

用法：上一味，用水调和，做成小丸。每用时，取两丸，塞于鼻孔中。

方 2

药物：桂心 90 克

用法：上一味，浓煎，去渣，以棉球蘸药汁涂抹于手足心及心窝部。

方 3

药物：附子 30 克

用法：上一味，用水煎熬，去渣，浸洗两足。

方 4

药物：吴茱萸 10 克

用法：上一味，研为细末，用醋调和成糊状，敷于两涌泉穴，一日一次。

方 5

药物：炒吴茱萸 30 克　生姜 5 克　葱 5 克

用法：上二味，共捣烂如泥，做成饼状。烤热，贴于脐部，外用纱布固定。

## 三、气滞呕吐

### （一）病证

呕吐，胃脘胀满，嗳气。

### （二）治疗

方 1

药物：藜芦 10 克

用法：上一味，洗净烤干，研为细末。每用时，以一纸筒取少许药末，放于鼻孔中。

方 2

药物：艾叶 30 克　醋 1 小杯

用法：上二味，先将艾叶捣碎，再用醋炒，敷贴于心窝部，外用纱布固定。

方 3

药物：雄黄　朱砂　木香　沉香　丁香　桂皮　鸦片灰各 3 克　人乳 1 杯　麝香少许

用法：上九味，除人乳外，余药共研为细末，用人乳调和，做成丸子，将丸子放于脐中，再用暖脐膏覆盖，外用纱布固定。

方 4

药物：雄黄　硼砂　朴硝　冰片　玄明粉各 3 克　麝香少许

用法：上六味，共研为极细末。每用时，以一纸捻，蘸少许药末，点于眼角内。

## 四、三焦呕吐

### （一）病证

想吐但又吐不出来，面部发红，眼睛流泪。

### （二）治疗

方 1

药物：黄豆 50 克　童便 1 杯

用法：上二味，将黄豆研为细末，用童便调和成泥状，敷于心窝部。

方 2

药物：桑树皮 15 克　茶叶 10 克　四季葱 10 克

用法：上三味，共捣烂，炒热，敷贴于心窝部，外用纱布固定。

## 五、膀胱呕吐

### （一）病证

口吐白泡沫，想呕吐又呕吐不出来。

### （二）治疗

方

药物：蚯蚓　胡椒　艾叶　皂角灰各 10 克　清油 1 盅

用法：上五味，除清油外，其余各药共研细，用清油炒热，乘热敷贴于心窝部，外用纱布固定。

# 腹　　胀

## 一、气滞腹胀

### （一）病证

腹部胀满，嗳气则舒，食欲不振。

### （二）治疗

方 1

药物：枳壳　制半夏各 100 克　小茴香　厚朴各 50 克

用法：上四味，煎水乘热浴洗脐部，一日两次，每次 10 分钟。

方 2

药物：郁李仁 3 克　巴豆炒（去壳）3 克　乌梅肉 3 克　炙皂角 6 克　桃胶 6 克　朴硝 1 克　槟榔 3 克　枳壳 3 克　蜂蜜 30 克

用法：上九味，除蜂蜜外，其余各药共研为细末，加蜂蜜拌和，做成枣子大丸子若干粒，每用时，取一粒，塞于肛门内。

方 3

药物：半夏 10 克

用法：上一味，用火烤焦，研为细末，以水调和，做成饼状，贴于脐下，外用纱布固定。

方 4

药物：大黄 30 克

用法：上一味，研为细末，用醋调和成糊状，涂于两足心涌泉穴。

## 二、饱食腹胀

### （一）病证

饮食过饱，脘腹胀满，嗳腐吞酸。

### （二）治疗

方

药物：食盐 15 克

用法：上一味，先用食盐擦牙，然后再用温水漱口咽下，如此连续进行二三次。

## 三、关格腹胀

### （一）病证

腹胀，大、小便不通，或呕吐。

### （二）治疗

方

药物：独头大蒜若干个

用法：上一味，将大蒜放在火上煨热，去皮，用布包裹，乘热塞于肛门内。

# 腹　　痛

## 一、寒积腹痛

### （一）病证

腹部冷痛，得热痛减，遇寒加重，小便清长。

### （二）治疗

方1

药物：熟艾500克

用法：上一味，烤热，用细布包裹，乘热熨脐腹部。

方2

药物：胡椒10克　葱白20克　百草霜10克

用法：上三味，共捣如泥，做成饼状，贴于脐部，外用纱布固定。

方3

药物：连须葱白7个　胡椒（依据病人年岁，1岁1粒）　枯矾6克

用法：上三味，共捣烂，用男孩吮吸过的乳汁调和，做成饼状，贴于脐部，外用纱布固定。

方4

药物：硝石3克　雄黄3克

用法：上二味，共研为细末，每用时，以一纸捻蘸少许药末，点于眼角内。

方5

药物：针砂120克，炒出烟　白矾15克　硇砂1.5克　水银霜1.5

克

用法：上四味，共研为细末，用水微微拌湿，再用皮纸包裹，放于怀中，待发热后，移置于肚脐或小腹部，外用纱布固定。

注：针砂，即制钢针时磨下的细屑。

方 6

药物：附子 3 克　马兰子 3 克　蛇床子 3 克　吴茱萸 3 克　广木香 3 克　肉桂末 3 克　飞面 10 克　姜汁 1 杯

用法：上八味，除飞面、姜计外，其余各药共研为细末，加入飞面拌匀，用姜汁调成膏状，摊在—张约三寸见方的纸上，贴于小腹部，外用纱布固定。

注：马兰子，为鸢尾科植物马兰的种子。

方 7

药物：红砒霜 10 克

用法：上一味，均匀地撒在一张约两寸见方的纸上，做成纸捻，蘸油点燃熏脐部。或先贴暖脐膏，然后再熏。

方 8（本方用于体虚之人）

药物：人参　附子　肉桂　炮姜末各 10 克

用法：上四味，共研为细末，用水调和，敷于脐部，外用纱布覆盖，胶布固定。

方 9

药物：白芷末 60 克　小麦面 15 克

用法：上二味，拌和均匀，用食醋调和成糊状，敷于脐部，外用纱布覆盖，胶布固定。

## 二、热壅腹痛

### （一）病证

腹痛，有热感，口干，小便黄赤。

### （二）治疗

方

药物：青木香10克，研末

用法：上一味，以一纸筒，取药末少许，放于病人鼻孔中。

## 三、虫积腹痛

### （一）病证

绕脐疼痛，时痛时止。

### （二）治疗

方1

药物：川楝肉30克

用法：上一味，用酒浸泡约一小时，取出，用干净布包裹，塞入肛门内。

方2

药物：大蒜20克

用法：上一味，置火中煨热，取出，用干净布包裹，乘热塞入患儿肛门内。

# 鼓　　胀

## （一）病证

腹部胀大如鼓，皮色苍黄，青筋暴露，小便短少。

## （二）治疗

方 1

药物：大田螺 1 个　食盐 10 克

用法：上二味，共捣研，做成饼状，贴于脐下一寸二分处，外用纱布固定：

方 2

药物：商陆红根 30 克

用法：上一味，捣烂如泥，做成饼状，贴于脐部，外用纱布固定。

方 3

药物：商陆根 15 克　葱白 15 克

用法：上二味，共捣烂如泥，做成饼状，贴于脐部，外用纱布固定。

方 4

药物：大田螺 4 个，去壳　大蒜 5 个，去皮　车前子 10 克

用法：上三味，共捣研，做成饼状，贴于脐部，外用纱布固定。

方 5

药物：油桂末 6 克　辣椒粉 6 克　米醋适量

用法：上三味，将药末用米醋调匀，均分成三份，分别敷于肚脐及双侧曲泉穴，外用胶布或伤湿止痛膏固定。每 24 小时换药一次，连续

敷三次。

方 6

药物：轻粉 3 克　巴豆 12 克（去壳，研）去油生硫黄 3 克

用法：上三味，共捣研，做成饼状，用一小块干净布盖于脐部，将药饼放脐中，外用纱布固定。约半小时大便即开始泻下，泻三五次后，除去药饼。若病程较长，可隔天换药一次，愈后忌饮凉水。

方 7

药物：大田螺 1 个　雄黄 3 克　甘遂末 3 克　麝香少许

用法：上四味，除麝香外，余药共捣如泥。用时先将麝香放于脐心，再将药泥盖在麝香上，外用纱布覆盖，胶布固定。

方 8

药物：枳壳　制半夏各 100 克　茴香　厚朴各 50 克

用法：上四味，用清水煎煮数沸退火，将药水倒于盆巾，待水变温后洗浴脐部，每次十分钟。

# 黄　疸

## （一）病证

身黄鲜明如橘子色，黄，小便黄赤短少，食欲不振。

## （二）治疗

方 1

药物：瓜蒂炒，30 克

用法：上一味，研为细末，每用时，以一纸筒，取少许药末放于一侧鼻腔内，轻则半日，重则一日，鼻流黄水，隔一日再将药末放于另一侧鼻腔内，至鼻不流黄水时则病愈。

方 2

药物：丁香 20 克

用法：上一味，研为极细末。每用时，以一纸筒，取少许药末，放于一侧鼻腔内；也可用棉裹药末塞于鼻腔，稍时鼻巾可流出黄水，则黄疸减轻，1 ~2 日用一次。

方 3

药物：瓜蒂 10 克　丁香 6 克　黍米 3 克

用法：上三味，共研为细末。每用时，以一纸筒，取少许药末，放于鼻孔内。

方 4

药物：瓜蒂 6 克　丁香 3 克　黍米 1 克　赤小豆 1. 5 克

用法：上四味，共研为细末。每次于睡前，以一纸筒，取少许药末，放于鼻孔中。

方5

药物：瓜蒂10克　了香10克　赤小豆6克　生秫米10克

用法：上四味，共研为细末。每用时，以一纸筒，取少许药末，放于鼻孔内。

方6

药物：瓜蒂10克　亦小豆6克　丁香6克

用法：上三味，共研为细末，用水调和，做成绿豆大的丸子若干粒。每用时，取一粒，放于鼻孔中。

方7

药物：瓜蒂10克　赤小豆6克　糯米10克

用法：上三味，共研为细末。每用时，以一纸筒，取少许药末，放于鼻孔中。

方8

药物：瓜蒂10克　赤小豆10克　秫米10克

用法：上三味，共研为细末。每用时，取大豆大两团，放于鼻孔，病轻时取一团放于鼻孔。稍时鼻中或口中当有黄水流出，表明病邪外出。不愈隔日再用。

方9

药物：瓜蒂10克　赤小豆10克

用法：上二味，共研为细末。每用时，以一纸筒取少许药末，放于鼻孔中。稍时鼻中当有黄水流出，表明病邪外出。

方10

药物：瓜蒂10克　赤小豆10克　丁香10克

用法：上三味，共研为细末。每用时，取药末少许，分别放于两侧鼻孔中。稍时鼻中当有黄水流出，表明病邪外出。

方11

药物：瓜蒂10克　赤小豆15克　丁香10克

用法：上三味，共捣碎，以水浓煎，去渣澄清。用时取上澄清液3～4滴，滴于两鼻中。

方 12

药物：瓜蒂 30 克

用法：上一味，以水浓煎，去渣澄清，用时取上澄清液少许，滴于两鼻孔中。

方 13

药物：瓜蒂 10 克　乱发灰 3 克

用法：上二味，共研为细末。每用时，以一纸筒，取少许药末，放于鼻孔中。

方 14

药物：丝瓜蒂 15 克

用法：上一味，放瓦片上焙焦，研为细末。每用时，以一纸筒，取少许药末，放于鼻孔中。

方 15

药物：生姜 30 克　新鲜茵陈 50 克

用法：上二味，共绞取汁。每用时，取汁 1 ~2 滴，滴于眼内。

方 16

药物：生姜 50 克　新鲜茵陈 100 克

用法：上二味共绞取汁。每用时，以棉球蘸药汁，擦胸前、四肢或周身。

方 17

药物：煨姜 20 克　香油 10 克

用法：上二味，先将煨姜绞取汁，再同香油拌和均匀。每用时，取 1 ~2 滴滴眼内。

方 18

药物：生南瓜蒂 20 克

用法：上一味，捣烂，用细布包裹，男左女右；塞于鼻中。

方 19

药物：干南瓜蒂 50 克

用法：上一味，置瓦片上，放火上焙焦，研为细末。每用时，以一纸筒，取药末少许，放于鼻孔中。

方20

药物：苦葫芦瓤50克

用法：上一味，放于童便中浸泡十日，取出。每用时，取酸枣仁大两粒，塞于鼻孔中。

方21

药物：瓜蒂10克　湿面饼1块　蜡纸数张

用法：上三味，先将瓜蒂研为细末，用一纸筒，取药末少许，放于鼻孔中；另将湿面饼中间挖一小孔，放在肚脐上，用蜡纸卷成约五六寸长的纸筒若干支，将纸筒插人湿面饼中间的小孔中，点燃纸筒，待要烧完时，从根部剪掉，再换一纸筒，直至黄水出尽为止。

方22

药物：毛脚芹菜1把

用法：上一味，捣烂如泥，敷于臂部大肉上，外用纱布固定。

方23

药物：活鲫鱼数条

用法：上一味，剪取鱼尾，贴脐四周，正脐上不贴，稍时，当有黄水从脐中流出，鱼尾变干后，再剪再贴。

方24

药物：门芥子末6克

用法：上一味，用烧酒调和，敷涂于小腹部，直至起泡时去掉药。用药时忌糖、盐等食品。

方25

药物：苍耳子2粒

用法：上一味，安放于舌上，待涎流出时为止。

方26

药物：新鲜百部根1把　糯米饭1碗

用法：上二味，先将新鲜百部根捣烂，盖在脐上；再将糯米饭用水、酒各半拌和，揉软盖在药上，外用纱布固定。

方27

药物：青背鲫鱼1条　砂仁30克　白糖1匙

用法：上三味，共捣烂，装于蚌壳内，覆盖在肚脐上，外用纱布固定。

方 28

药物：苍术 60 克　陈皮 45 克　厚朴 45 克　甘草 20 克

用法：上四味，共研为细末，用醋调和，做成饼状，贴于脐部，外用纱布固定，即刻躺下，稍时便会出现寒战汗出或泻下黄水。

方 29

药物：苍术 15 克　厚朴 10 克　陈皮 10 克　香附 10 克　绿矾 10 克　青皮 10 克　莪术 10 克　黄连 10 克　苦参 10 克　白术 10 克　甘草 10 克

用法：上十一味，共研为细末，用醋调和，做成饼状，贴于脐部，外用纱布固定。

方 30

药物：韭菜根 1 把

用法：上一味，先将韭菜根洗干净，再捣烂取汁，澄清。取上澄清液二滴，滴于患儿鼻中，稍时鼻中当有黄水流出。

# 女劳黄疸

（一）病证

身黄，额头色黑，微微汗出，膀胱胀急，二便不通，到傍晚时手脚心发热，全身反而怕冷。

（二）治疗

方

药物：牡蛎　陈粉　炮姜各30克

用法：上三味，共研为细末。男病人，用女人的唾液调和，涂敷于阴囊上；女病人，用男人的唾液调和，涂敷于乳房上。

# 酒　黄　疸

（一）病证

嗜酒无度，以至身黄，心中烦热，卧起不安，食欲不振，小便不利，脚下发热。

（二）治疗

方 1

药物：苦瓠子 2 克　苦葫芦子 2 克　黄黍米 300 粒　安息香 2 克

用法：上四味，共研为细末。每用时，以一纸筒，取药末约 1 克，放于鼻孔中，稍时鼻中当有黄水流出。

方 2

药物：丁香 3 克　大黄 3 克

用法：上二味，共研为细末。每用时，以一纸筒，取少许药末，放于鼻孔中。

# 泄　　泻

## 一、寒湿泄泻

### （一）病证

泄泻清稀，腹痛肠鸣，倦怠，不思食。

### （二）治疗

方 1

药物：艾绒 50 克

用法：上一味，用酒炒热，做成饼状，贴于脐部，外用纱布固定。

方 2

药物：糯米酒糟 1 小碗

用法：上一味，加适量食盐，放锅中炒热，乘热敷贴于脐部，外用纱布固定。

方 3

药物：胡椒末 20 克　大蒜 30 克

用法：上二味，共捣烂如泥，做成饼状，贴于脐郎，外用纱布固定。

方 4

药物：胡椒末 10 克　米饭 1 团

用法：上二味，拌合均匀，做成饼状，贴于脐部，外用纱布固定。

方 5

药物：艾叶　灶心土　门斗灰　吴茱萸各 10 克

用法：上四味，共研为细末，再加醋炒热，敷在脐部，外用纱布固定。

方 6

药物：生姜　葱　大蒜各 60 克　木鳖子 15 克　穿山甲 9 克　麻油 250 克　黄丹 130 克　乳香　没药各 7 克　丁香 1 克

用法：上十味，将姜、葱、蒜、木鳖子、穿山甲装于一布袋内，封口，放于麻油中煎熬，待麻油煎至滴水成珠时，捞起药袋，下黄丹收膏。再将乳香、丁香、没药共研为极细末，撒于药膏中，搅拌均匀，摊成膏药，每用时，取膏药一张，贴于脐部。

方 7

药物：香白芷　干姜各 3 克

用法：上二味，共研为细末，以蜂蜜调和为膏。每用时，先以酒洗净脐部，再取药膏敷于脐部。然后用一盐水瓶，装入热水，熨药膏上。

方 8

药物：巴豆仁 3 粒　黄蜡 9 克

用法：上二味，共捣烂如泥，敷于脐部，外用纱布固定。

注：若噤口不食者，可于本方中加麝香少许。

方 9

药物：大蒜 10 克

用法：上一味，捣烂如泥。敷于两足心或脐部，外用纱布固定。

方 10

药物：吴茱萸 10 克　白胡椒 5 克　苍术 10 克

用法：上三味，共研为细末，用醋调和成糊状，涂敷于脐部，八小时后洗掉，一日一次。

方 11

药物：云南白药 1 克

用法：上一味，加适量的黄酒，调成糊状，敷于脐中，外以伤湿止痛膏固定。每日换药一次，三天为一疗程。

## 二、热泻

### （一）病证

腹痛即泻，泻下时肛门有灼热感，臭气难闻，小便色黄。

### （二）治疗

方

药物：绿豆粉 30 克　鸡蛋 2 个

用法：上二味，以鸡蛋清调和绿豆粉，做成饼状，贴于囟门上，外用纱布固定。

## 三、寒热夹杂泄泻

### （一）病证

泻下清稀，倦怠乏力，心烦，尿黄。

### （二）治疗

方 1

药物：淡干姜 4 克　川楝 4 克　五味子 4 克　紫油桂 2 克　吴茱萸 2 克　上梅片 1 克　完整五味子若干粒

用法：上七味，除五味子外，其余六味共研为细末，以瓶密贮备用。每用时，令病人仰卧，取药末 1～2 克放于脐巾，再取完整五味子一粒放于肚脐正中，外用伤湿止痛膏固定，轻揉片刻。2～3 日换药一次，两次为一疗程。

方 2

药物：皮硝 9 克　杏仁　红枣各 7 枚　连须葱白 7 根　细灰面 9 克

用法：上五味，加白酒共捣和如泥，做成饼状，贴于腹部，外用纱布固定。腹部将出现青黑色，五天换药一次，以腹部变白为止。

## 四、火衰泄泻

### （一）病证

腹鸣即泻，泻后感觉舒适，腹部畏冷，有时腹胀。

### （二）治疗

方 1

药物：普通膏药 1 张　肉豆蔻末 15 克

用法：上二味，将肉豆蔻末撒在膏药上，贴于命门穴处。

方 2

药物：党参　黄芪　当归各 15 克　甘草　五味子　远志　苍术　白芷　白及　红花　紫梢花各 9 克　肉桂 6 克　附子 3 克　麻油 1000 克　黄丹 460 克　鹿角胶 30 克　乳香　丁香各 6 克　麝香少许　鸦片膏 6 克

用法：上二十味，先把鹿角胶、乳香、丁香、麝香共研为细末备用。再将附子以上十三味药装于一布袋内，封口，放人麻油中煎熬，待油煎至滴水成珠时，捞出药袋，下黄丹收膏，然后加入药末、鸦片膏，搅拌均匀，摊成膏药。每用时取二张，分别贴于脐部及丹田穴。

注：①若无鸦片膏，可用罂粟壳代替。

②紫梢花，为淡水海绵科动物胆针海绵的干燥群体。

方 3

药物：丁香 2 克　肉桂 1 克

用法：上二味，共研为细末，以水调和，做成黄豆大药丸，放于肚脐中，外贴普通膏药固定。

方 4

药物：肉桂 2 克　厚朴 2 克　生姜汁 1 盅

用法：上三味，先将肉桂、厚朴共研为细末，用生姜汁调和，做成黄豆大药丸，放于脐中，外贴普通膏药固定。

方 5

药物：吴茱萸 15 克　绿豆 10 克

用法：上二味，共捣研为细末，用醋调和成糊状，涂敷于脐部。八小时后洗掉，一日一次。

方 6

药物：木香　丁香　肉桂　白胡椒各 10 克　冰片 5 克

用法：上五味，先将前四味共研为极细末，再加入冰片研匀，密贮备用。每用时，取药末 10 克，装于一三层纱布袋内。先用酒精棉球将脐部消毒，再将药袋置于脐部，胶布固定，然后以一布带束腰一周。二日一换。

## 五、水泻不止

### （一）病证

泻下稀水粪便，久泻不止，肢软乏力。

### （二）治疗

方 1

药物：五倍子 15 克　食醋 1 杯

用法：上二味，将五倍子放于食醋中煎熬成膏，摊在布上，贴于脐邢，外用纱布固定。

方 2

药物：大蒜 2 个

用法：上一味，捣烂，分别贴于脐部及两脚心，外用纱布固定。

方 3

药物：大蒜须 50 克　银朱 15 克

用法：上二味，共捣烂如泥，做成饼状，贴于脐部，外用纱布固定。

方 4

药物：木鳖子 10 克　母丁香 1 克　麝香少许

用法：上三味，共研为细末，用唾液或米汤调和，做成黄豆大药丸，放于脐中，外用纱布固定。

方5

药物：木鳖子10克　丁香5克

用法：上二味，共研为细末，用唾液调和，敷贴于脐部，外用纱布固定。

方6

药物：黄丹　铅粉　陀僧　硫黄　轻粉　灰面各等分

用法：上六味，共研为细末，用水调和，做成饼状，贴于脐部，外用纱布固定。

方7

药物：针砂　猪苓　生地龙各9克

用法：上三味，先将针砂加醋煮数沸，捞出炒干，然后同猪苓、地龙共研为细末，用葱汁调和，做成饼状，覆盖于脐部，外用纱布固定。一日换药两次。

# 痢　疾

## 一、热痢

### （一）病证

下痢赤白脓血，腹痛，里急后重，肛门有灼热感。

### （二）治疗

方
药物：赤小豆末30克
用法：上一味，用酒或油调和，敷两足下，一日三次。

## 二、寒痢

### （一）病证

下痢清稀，精神疲倦，四肢不温。

### （二）治疗

方1
药物：肉桂15克
用法：上一味，研为细末，填于脐中，外用纱布固定。
方2
药物：吴茱萸15克
用法：上一味，研为细末，以水调和，敷涂于脐部。

方3

药物：针砂21克　肉桂3克　枯矾3克

用法：上三味，共研为细末，以凉水调和，敷涂于脐部。

方4

药物：胡椒1岁1粒　大鲫鱼1条

用法：上二味，先将胡椒研为细末，大鲫鱼去掉鱼尾及骨肠；再将二味合并捣和如泥，做成饼状，贴于脐部，外用纱布固定。

方5

药物：巴豆仁1粒　绿豆　胡椒各3粒　大枣2枚

用法：上四味，先将巴豆仁、绿豆、胡椒用布包裹捶碎，再同大枣共捣如泥，做成饼状，贴于脐部，外用纱布固定。

方6

药物：乳香15克　没药15克　麝香少许　木鳖子20克　杏仁20克　桃枝15克　柳枝15克　香油210克　黄丹100克　狗皮2寸见方若干张

用法：上十味，先将乳香、没药、麝香共研为细末备用。再将木鳖子、杏仁、桃枝、柳枝放于香油中煎炸，等药浮起后捞出药渣，下黄丹，用槐枝不断搅拌，待油煎至滴水成珠时，退火，再撒入乳香等药末，搅拌均匀，去火毒，将药膏摊在狗皮上。每用时，取膏药一张贴于脐部，三日换药一次。

方7

药物：巴豆霜10克　胡椒10克　五灵脂10克　乳香10克　没药10克　麝香少许

用法：上六味，共研为细末，再同糯米饭捣拌和，做成红枣大药丸若干粒，外用朱砂为衣。每用时，取一粒，放于脐中，外用纱布固定。

方8

药物：巴豆霜10克

用法：上一味，以黄蜡调和为丸，放于脐中，上以暖脐膏覆盖。

方9

药物：蓖麻子49粒

用法：上一味，捣研烂，用水调和，做成饼状，贴于囟门上，外用胶布固定。

方 10

药物：大蒜 30 克

用法：上一味，捣烂如泥，敷贴两足心，外用纱布固定。

方 11

药物：大蒜 20 克

用法：上一味，捣烂如泥，敷贴于脐部，外用纱布固定。

## 三、噤口痢

### （一）病证

下痢，噤口不能食，恶心呕吐。

### （二）治疗

方 1

药物：吴茱萸 30 克

用法：上一味，研为细末，用醋调和，敷贴于两脚心，外用纱布固定。

方 1

药物：吴茱萸 15 克　附子 15 克

用法：上二味，共研为细末，用醋调和，敷贴于两足心，外用纱布固定。

方 3

药物：黄瓜藤 30 克

用法：上一味，烧灰存性，用香油调和，敷于脐部。

方 4

药物：菖蒲 30 克

用法：上一味，用纱布包裹，擦前胸。

方 5

药物：田螺 1 个　麝香少许

用法：上二味，共捣烂如泥，做成饼状，贴于脐部，外用纱布固定。

方 6

药物：水蛙 1 只　麝香少许

用法：上二味，共捣烂如泥，做成饼状，贴于脐部，外用纱布固定。

方 7

药物：活癞虾蟆 1 只　麝香少许

用法：上二味，共捣烂如泥，做成饼状，贴于脐部，外用纱布固定。

方 8

药物：木鳖子末 15 克　面粉 20 克

用法：前一味，研为木，加面粉用水调和，做成饼状，贴于脐部，外用纱布固定。

方 9

药物：芥菜子 20 克

用法：上一味，放于陈醋中浸润，取出研细，摊十五寸见方油纸上，贴于脐部，外用纱布固定。

方 10

药物：芭蕉嫩心 20 克　麝香少许

用法：上二味，共揉软，捏成团，塞于鼻孔中。

方 11

药物：细辛 3 克　肥皂荚 3 克　葱 15 克　大田螺 1 个

用法：上四味，共捣烂如泥，做成饼状，贴于脐部，外用纱布覆盖，胶扣固定。

方 12

药物：雄黄　朱砂　巴豆仁　蓖麻仁各 10 克　麝香少许

用法：上五味，共研为细末，炼蜜调和，做成芡实大药丸若干粒，密贮备用。每用时，取一粒放于眉心，外贴普通膏药固定。

方 13

药物：大生附子 1 个　生石灰 1 大碗

用法：上二味，先将附子切成薄片备用，再向石灰中淋冷水，待有热气冒出时，把附子片放在石灰上烘烤，烤热后即乘热贴于病人脐部，冷后即换。

方 14

药物：朱砂　五灵脂　雄黄各 9 克　银朱 4.5 克　巴豆仁　蓖麻仁各 15 克　麝香少许

用法：上七味，共研为细末，用蜜调和，做成枣子大药丸若干粒。每用时，取一粒放于眉心，外贴普通膏药固定。

## 四、久痢

### （一）病证

下痢时发时止，口久不愈，肢体倦怠，怕冷。

### （二）治疗

方 1

药物：木鳖子 20 克　母丁香 10 克　麝香少许

用法：上三味，共研为细末，用唾液调和，做成黄豆大药丸若干粒备用。每用时，取一粒放于脐中，外贴普通膏药固定。

方 2

药物：雄黄　朱砂　木香　沉香　丁香　桂皮　鸦片灰各 3 克　麝香少许

用法：上八味，共研为细末，用人乳调和，涂敷于脐部，外贴暖脐膏固定。

注：本方中无“鸦片”亦可。

方 3

药物：赤石脂 120 克　诃子 120 克　罂粟壳 120 克　干姜 150 克

麻油 1120 克　黄丹 500 克　龙骨 60 克　乳香 15 克　没药 15 克　麝香少许

用法：上十味，先将乳香、龙骨、没药、麝香共研为极细末备用；再将赤石脂、诃子、粟壳、干姜共研为细末，放于麻油中煎熬，待麻油煎至 1000 克左右，下黄丹收膏，再撒入龙骨等药末（冬月可再加肉豆蔻末 15 克），搅匀，退火，去火毒，摊成膏药，每张约重 9 克。每用时，取一张贴于脐部。

# 便　　秘

## 一、热秘

### （一）病证

大便干结不解，腹胀，身热面赤。

### （二）治疗

方 1

药物：大黄末 10 克　芒硝 40 克

用法：上二味，用适量黄酒调和，涂敷于脐部，外用纱布覆盖，胶布固定，再用热水袋热敷 10 分钟左右，当天或次日大便即可畅行。

方 2

药物：独头大蒜 1 粒　栀子 30 克　食盐 10 克

用法：上三味，共捣烂如泥，涂敷于脐部及阴囊上，外用纱布包裹固定。

方 3

药物：大黄　玄明粉　生地　当归　枳实各 30 克　厚朴　陈皮　木香　槟榔　桃仁　红花各 15 克　麻油 1120 克　黄丹 500 克

用法：上十三味，除麻油、黄丹外，其余各药共装于一布袋内，放于麻油中煎熬，待麻油煎至约剩下 1000 克左右，捞出药袋，下黄丹收膏，退火，摊成膏药。每用时，取膏药一张贴于脐部。

方 4

药物：蜗牛 3 只　麝香少许

用法：上二味，共捣烂如泥，敷贴于脐部，外用手按揉。

方 5

药物：田螺 5 个

用法：上一味，捣烂如泥，敷于脐部。

方 6

药物：大田螺 5 个　食盐 3 克

用法：上二味，共捣烂如泥，敷于脐下一寸三分处，外用纱布固定。

方 7

药物：海盐 500 克

用法：上一味，置锅十炒热，装于一布袋内，熨小腹部，并用一只手按摩脐部。

方 8

药物：青颗盐 15 克

用法：上一味，研为细末，放于脐中，并以手按揉。

方 9

药物：大田螺 3 只　麝香少许

用法：上二味，共捣研如泥，敷于脐中，并以手按揉。

方 10

药物：白矾末 10 克

用法：上一味，先做一纸捻，围在脐周，将白矾末放于其中，用刚打起的冷水慢慢淋湿白矾末。

方 11

药物：乌柏木根 50 克

用法：上一味，捣烂如泥，敷贴于脐下一寸二分处，外用纱布固定。

方 12

药物：雄鼠屎末 15 克

用法：上一味，研为细末，用水调和，敷于脐部，外用纱布固定。

## 二、冷秘

### （一）病证

大便秘结，小便清长，四肢不温，喜热恶冷。

### （二）治疗

方 1

药物：附子　苦丁茶各 15 克　制川乌　白芷　牙皂各 9 克　胡椒 3 克　麝香少许　独头大蒜 2 粒

用法：上八味，共捣烂如泥，敷贴于脐部，外用纱布固定。

方 2

药物：巴豆仁 3 克　硫黄　良姜　附子　槟榔　甘遂各 1 克　花椒 50 克

用法：上七味，除花椒外，其余各药共研为细末，再同粟米饭捣和如泥，做成绿豆大药丸备用。每用时，先用花椒煎水浴洗患儿，然后取药丸一粒，男左女右放于患儿手中握住，外用纱布裹定。

方 3

药物：巴豆仁　干姜　韭子　良姜　硫黄　甘遂　白槟榔各 15 克　花椒 50 克

用法：上八味，除花椒外，其余各药共研为木，再同米饭捣和如泥，做成龙眼大药丸若干粒。每用时，于当天早晨用花椒煎水洗手，再用麻油涂于虎口部，然后取药丸一粒握在手中，稍时大便即泻，若要止泻，可用冷水洗手。

方 4

药物：巴豆霜　干姜　良姜　白芥子　硫黄　甘遂　槟榔各 15 克　花椒 50 克

用法：上八味，除花椒外，其余各药共研为细末，再同米饭捣和如泥，做成龙眼大药丸若干粒。每用时，于当天早晨用花椒煎水洗手，再用麻油涂于手心，取药丸一粒握于手中，稍时大便即泻，若要止泻，可用冷水洗手。

方 5

药物：牡蛎　陈粉　炮姜各 30 克

用法：上三味，共研为细末，男病人，用女人唾液调和，涂于手心，擦热后紧紧盖在两睾丸上；女病人，用男人唾液调和，涂于手心，擦热后紧紧盖在两乳上，汗出即愈。

方 6

药物：蟾蜍　巴豆霜　轻粉各 3 克

用法：上三味，共研为细末，用醋调和，敷涂于脐部，外用普通膏药固定。

## 三、气秘

### （一）病证

大便秘结，腹部胀满，矢气则舒，嗳气，纳少。

### （二）治疗

方

药物：连须葱白 10 克　生姜 10 克　淡豆豉 10 克　食盐 5 克

用法：上四味，共捣烂如泥，做成饼状，烤热，乘热贴于脐部，外用纱布固定。

# 尿　闭

## 一、积热尿闭

### （一）病证

小便量少，颜色黄赤，小腹胀满，渴喜冷饮。

### （一）治疗

方 1

药物：莴苣 100 克

用法：上一味，捣烂如泥，敷贴于脐部，外用纱布固定。

方 2

药物：莴苣子 20 克　樟脑 9 克　麝香少许　莴苣菜 50 克

用法：上四味，共捣烂如泥，敷贴于脐下，外用纱布固定。

方 3

药物：独头大蒜 1 粒　栀子仁 15 克　食盐 5 克

用法：上三味，共捣烂如泥，摊于纸上，贴于脐部，外用纱布固定。若小便仍不通，可用上药涂于阴囊上。

方 4

药物：白矾末 20 克

用法：上一味，先做一纸捻围于脐周，将白矾末放于其中，用冷水慢慢将白矾末淋湿，使冷气透人腹内。

方 5

药物：白矾 9 克　食盐 9 克

用法：上二味，共研为细末。做一纸捻围住肚脐，将药末放于其中，用冷水慢慢滴在药末上

方 6

药物：滑石 30 克　大黄 30 克　雷丸 20 克　麻黄 45 克　苦参 30 克　石膏 15 克　秦皮 30 克

用法：上七味，共捣研为粗末，以水煎熬数沸，去渣，待水转温后，从脐部开始浴洗患儿。

方 7

药物：大田螺 3 个

用法：上一味，捣烂如泥，敷贴脐部，外用纱布固定。

方 8

药物：大田螺 3 个　青盐 1 克

用法：上二味，先将田螺捣烂如泥，再加入青盐搅拌均匀，摊成膏药，贴于脐下一寸处，外用纱布固定。

方 9

药物：大国螺 1 个　食盐 3 克

用法：上二味，共捣烂如泥，敷贴脐下一寸三分处，外用纱布固定。

方 10

药物：大田螺 3 个　冰片 10 克

用法：上二味，共捣烂如泥，敷贴于脐部，外用纱布固定。

方 11

药物：大田螺 3 个　葱白 2 根　轻粉 3 克　麝香少许

用法：上四味，共捣烂如泥，敷贴于脐下，药上再盖一热水袋，冷后即换。

方 12

药物：大田螺 10 个　轻粉 3 克

用法：上二味，先将田螺放水中浸泡数小时，取出，待水澄清后，倒掉上面的清水，取出沉淀在底层的淤泥，加轻粉拌和均匀，涂于脐部。

方 13

药物：蜗牛 3 条　麝香少许

用法：上二味，共捣烂如泥，敷贴于脐部，并以手不断地按揉。

方 14

药物：大田螺 3 个　朴硝 10 克　麝香少许

用法：上三味，共捣烂如泥，敷贴于脐部，外用纱布固定。

注：本方中若无麝香也可用。

方 15

药物：生姜 250 克　麻布 5 尺

用法：上二味，将生姜捣碎，同麻布一起放于水中煎煮数沸，退火，待水稍微变温后，取出麻布，拧干，乘热敷盖于脐部。

方 16

药物：皂角 10 克　半夏 10 克　麝香少许　田螺 3 个　葱白 20 克

用法：上五味，先将皂角、半夏、麝香共研为细末，填于脐中，再将田螺、葱白共捣烂如泥，做成饼状，盖在药末上，外用纱布固定。

方 17

药物：半夏末 15 克　麝香少许　田螺 3 个　葱白 20 克　皂角 30 克

用法：上五味，先将半夏末、麝香合研为极细末，填于脐中；再将田螺、葱白捣烂如泥，做成饼状，盖在药末上，外用纱布固定。然后，男病人用皂角烧烟熏阴部，女病人用皂角煎水洗阴内。

方 18

药物：公鼠粪 30 克

用法：上一味，研为细末，用酒调和，敷于脐下一寸三分处。

方 19

药物：赤小豆　淡豆豉　南星　白蔹各 5 克

用法：上四味，共研为细末。用芭蕉根汁调和，或用鸡蛋清调和，或用醋调和，敷于肚脐四周。

方 20

药物：食盐 15 克

用法：上一味，研为细末。每用时，令病人仰卧，将盐末放于脐中。再寻一白瓷瓶，装满水，用一张纸折叠七层，密封瓶口，然后将瓶倒置在脐上，用手扶稳，以待小便。

## 二、气滞尿闭

### （一）病证

小便不通，欲便不得，小腹胀满，甚至身肿。

### （二）治疗

方 1

药物：葱白 1500 克

用法：上一味，切细，用小火慢慢炒热，分装在两只布袋内，更替温熨脐下。

方 2

药物：连须葱白 20 克　生姜 20 克　淡豆豉 10 克　食盐 10 克

用法：上四味，共捣烂如泥，做成饼状，放火上烤熟，乘热贴于脐部，外用纱布固定。

方 3

药物：皂角 20 克

用法：上一味，研为极细末。每用时，以一纸筒，取少许药末，放于病人鼻孔中，使病人打喷嚏。

方 4

药物：木通 30 克　生姜 30 克　葱白 20 克　陈皮 30 克　川椒 15 克

用法：上五味，共捣研为粗末，用水煎数沸，去渣，倒于盆内，待水变温后，将患儿放于盆中浸洗，并用药渣熨脐腹部。

## 三、火衰尿闭

### （一）病证

小便滴沥不通，排出无力，神疲气弱。

### （二）治疗

方 1

药物：黄酒 3000 克

用法：上一味，倒于盆中，浸泡双脚。

方 2

药物：食盐 500 克

用法：上一味，炒热，装于一布袋内，乘热熨脐下。

方 3

药物：白凤仙花连根叶 1 株

用法：上一味，用水煎数沸，去渣，倒于盆内，浴洗阴囊、阴茎及两大腿内侧。

方 4

药物：茴香 10 克　新鲜白颈地龙 5 条

用法：上二味，共捣研取汁。每用时，取药汁淋于病人脐、腹部。

方 5

药物：巴豆仁 4.5 克　硫黄　良姜　附子　槟榔　甘遂各 0.5 克　花椒 30 克

用法：上七味，除花椒外，其余各药共研为细末，再同粟米饭拌合捣泥，做成绿豆大药丸若干粒。每用时，先以花椒煎水浴洗患儿，然后取药丸数粒，男左女右放于患儿手中，让患儿握固，外用纱布包裹。

方 6

药物：牡蛎　陈粉　干姜炮，各 30 克

用法：上三味，共研为极细末。男病人，用女人的唾液调和，涂于两手心，擦热，紧紧握在两睾丸上；女病人，用男人的唾液调和，涂于两手心，擦热，紧紧握在两乳上。

方 7

药物：巴豆仁　杏仁　皂角各 10 克

用法：上三味，共研为极细末，用水调和，做成饼状，盖于脐部，外用艾火灸。

# 淋　　证

## 一、石淋

### （一）病证

有时小便不出，有时尿如沙石，小腹胀急，尿道中痛如刀割，痛苦难言。

### （二）治疗

方

药物：瓦松 100 克

用法：上一味，以水煎煮，乘热熏洗小腹部。

## 二、热淋

### （一）病证

小便黄赤，甚至尿血，尿道热涩刺痛。

### （二）治疗

方 1

药物：田螺 15 个　轻粉 3 克

用法：上二味，将田螺养在一小盆清水中，待田螺吐出泥，澄清，倒出清水，取沉淀在盆底的泥同轻粉调和，涂敷于脐部，外用纱布固定。

方 2

药物：白矾 20 克

用法：上一味，研为细末，填于脐中，然后用井水慢慢将药淋湿。

## 三、气淋

### （一）病证

小便涩滞不畅，余沥不尽，小腹胀满，阴肿。

### （二）治疗

方 1

药物：带泥葱 250 克

用法：上一味，置火上烤热，捣烂，敷贴于脐部，外用纱布固定。

方 2

药物：海盐 500 克

用法：上一味，炒热，装于一布袋内，乘热熨小腹部。

方 3

药物：青颗盐 500 克

用法：上一味，炒热，装于一布袋内，乘热熨小腹部。

# 水　　肿

（一）病证

全身浮肿，按之没指，甚至腹部肿大如鼓，小便短少。

（二）治疗

方 1

药物：大蒜 20 克

用法：上一味，捣烂如泥，敷贴于脐部，外用纱布固定。

方 2

药物：田螺 10 克　大蒜 10 克　车前草 10 克（若无，可用子代）

用法：上三味，共捣烂如泥，做成饼状，覆盖于脐部，外用纱布固定。

方 3

药物：白花商陆根 15 克　麝香少许

用法：上二味，共捣烂如泥，做成饼状，贴于脐部，外用纱布固定。

方 4

药物：针砂　猪苓　生地龙各 9 克　甘遂 10 克

用法：上四味，先将针砂加食醋煮数沸，取出炒干，再同猪苓、地龙共研为细末，用葱汁调和，做成饼状，贴于脐部，外用纱布固定；一天换药两次。

方 5

药物：地龙　猪苓去皮　针砂各 30 克

用法：上三味，共研为细末，用葱汁调和，做成饼状，贴于脐部，外用纱布固定。一天换药两次。

方 6

药物：巴豆仁 50 克

用法：上一味，用 1000 毫升水煎煮，当水煎至约剩 750 毫升时，退火。然后取一块干净的布放于药水中浸透，取出擦洗肿处。药水忌入眼内及前后阴中。

方 7

药物：轻粉 6 克　巴豆仁 12 克　生硫黄 3 克

用法：上三味，共研为细末，用水调和，做成饼状。用时先以一块干净布铺盖于脐部，再将药饼放于布上，外用纱布固定。待泻下 3 ~ 5 次时，取下药饼。

方 8

药物：甘遂末 20 克

用法：上一味，以水调和，做成饼状，贴于脐部，外用纱布固定。

# 出　　血

## 一、鼻孔出血

### （一）病证

鼻孔出血，或血出如注，或时出时止。

### （二）治疗

方 1

药物：普通纸团 1 粒

用法：上一味，左侧鼻孔出血时，将纸闭塞于病人右耳中；右侧鼻孔出血时，将纸团塞于病人左耳中。

方 2

药物：独头大蒜 1 粒

用法：上一味，去皮，捣烂如泥。左侧鼻孔出血，将蒜泥敷于左侧足心；右侧鼻孔出血，将蒜泥敷于右侧足心；两侧鼻孔出血，敷于两足心。血止后即用温水洗去。

方 3

药物：生姜 15 克

用法：上一味，捣烂如泥，敷于前额，以纱布覆盖，用胶布固定。

方 4

药物：京三棱 20 克

用法：上一味，用湿纸包裹，放于小火中煨热，乘热研为细末，加少许面粉，用醋调成糊状，敷于背后第三骨节上，以纱布覆盖，用胶布固定。

方 5

药物：玄胡 20 克

用法：上一味，研为细末，用细布分包作两团。左侧鼻孔出血，取一团塞入右耳内；右侧鼻孔出血，取一团塞入左耳内；两侧鼻孔均出血，将两团分别塞入两耳内。

方 6

药物：白及 15 克

用法：上一味，研为细末，用冷水调和，敷涂于两眉之间，以纱布覆盖，胶布固定。

方 7

药物：牛皮胶 1 块

用法：上一味，放于开水中浸软，贴在两眉之间。

方 8

药物：黄土 30 克　食醋 1 杯

用法：上二味，先将黄土研细，用食醋调和成糊状，涂于病人阴囊上，干后再换。

方 9

药物：白糯米　生半夏　枯矾　沉香各 6 克　麝香少许

用法：上七味，共研为细末，用水调和，分做成两丸，用细布包裹，分别塞入病人两耳中。

方 10

药物：湿布 1 块

用法：上一味，将湿布搭于病人的胸部。

方 11

药物：小布带 1 条

用法：用小布带按男左女右的原则，将病人中指中节扎紧，静止休息五分钟，血止后，马上松带。

## 二、牙齿出血

### （一）病证

不因外伤血从牙齿缝中流出，或伴有口臭便秘，或伴有牙齿浮动，或伴有唇淡乏力。

### （二）治疗

方

药物：巴豆　荜澄茄各 10 克

用法：上二味，共研为细末，用细布包裹成团。左边牙齿出血时，将药团塞于左耳中；右边牙齿出血时，将药团塞于右耳中。

## 三、耳内出血

### （一）病证

耳中出血，血色或鲜红，或淡红；耳内或红肿疼痛，或不痛不肿。

### （二）治疗

方 1

药物：白糯米　生半夏　枯矾　沉香各 5 克　麝香少许

用法：上五味，共研为细末，用水调和，分做成两丸，用细布包裹，分别塞于病人两鼻孔中。

方 2

药物：玄胡 20 克

用法：上一味，研为细末，用细布包裹，左侧耳内出血时，将药塞于右鼻中；右侧耳内出血时，将药塞于左鼻中。

## 四、舌部出血

### （一）病证

舌上出血，或血出如涌泉，舌肿大木硬；或舌上渗血，伴潮热盗汗。

### （二）治疗

方

药物：蓖麻子 40 粒

用法：上一味，去壳，取一张约三寸见方纸片包裹蓖麻子，将蓖麻子油压到纸上，去掉蓖麻子，把油纸卷作捻子，点燃取烟熏病人鼻孔。

## 五、吐血

### （一）病证

血从口小吐出，无呕、咳声，血色鲜红或紫暗，脘腹疼痛。

### （二）治疗

方 1

药物：三棱 20 克

用法：上一味，研为细末，用清水调成糊状，敷于背后第五脊椎上，外用普通膏药固定。

方 2

药物：陈醋 1 杯　黄土 60 克

用法：上二味，先将黄土研为细末，再用陈醋调成糊状，敷阴囊上，干后即换。

方 3

药物：黄酒 2000 毫升

用法：上一味，盛于一只小木盆内，浸泡病人双脚。

方 4

药物：牛皮胶 2 块

用法：上一味，放于开水中泡软，分别贴于病人两眉之间及发际。

方 5

药物：牛鼻冲草 10 克　麝香少许

用法：上二味，将牛鼻冲草晒干，研为细末，再加麝香同研为极细末。每用时，以一纸筒，取少许药末，放于病人两鼻孔中。

方 6

药物：生地 60 克　白芍　黄芩　黄柏　黑山栀　生甘草各 30 克　丹皮 15 克　广角少许　麻油 500 克　黄丹 240 克　石膏粉 50 克

用法：上十一味，将广角以上八味药装于一布袋内，封口，放于麻油中煎熬，待麻油煎至滴水成珠时，捞出药袋，下黄丹及石膏粉收膏，退火去火毒，摊成膏药，每用时，取膏药一张，贴于病人胸口。

## 六、便血

### （一）病证

血从大便泻出，血色鲜红。

### （二）治疗

方

药物：绿豆粉 30 克

用法：上一味，以鸡蛋清调和成糊状，敷于病人脐下，外以纱布固定。

# 遗　　精

（一）病证

男子梦中遗精，伴头昏目眩，腰膝酸软，神疲乏力。

（二）治疗

方 1

药物：文蛤 20 克

用法：上一味，研为细末，用小儿唾液调和，敷于病人脐部，以纱布覆盖，胶布固定。

方 2

药物：观音救苦膏若干张

用法：上一味，每用时，取膏药一张，贴于病人脐部。

方 3

药物：倭硫黄 18 克　母丁香 15 克　麝香少许　独头大蒜 1 粒　朱砂 15 克

用法：上五味，除朱砂外，其余各药共捣研均匀，做成黄豆大药丸，以朱砂为衣。每用时，取一粒放于脐中，外贴红缎膏固定。

方 4

药物：硫黄　丁香　胡椒　杏仁各 10 克　麝香少许　红枣肉 20 克

用法：上六味，共捣研如泥，做成黄豆大药丸若干粒。每用时，取一丸放于脐中，外贴红缎膏固定。

方 5

药物：胡椒　硫黄各 10 克

用法：上二味，共研为细末，用黄蜡调和为丸，放于脐中，外贴红缎膏固定。

方 6

药物：白檀香　羚羊角各 30 克　沉香　零陵香　白芷　马兜铃　木鳖子　甘松　升麻　丁香树皮各 15 克　麝香少许　艾绒 50 克

用法：上十二味，共捣研为粗末，做成兜肚，兜住肚子

方 7

药物：附子　大茴香　小茴香　公丁香　母丁香　木香　升麻　五味子　甘遂　沉香　麝香少许　艾绒 20 克

用法：上十二味，共捣研为粗末，做成兜肚，兜住丹田。

方 8

药物：当归　赤芍　白芍　白附子　白芷　生地　熟地　炮甲　木鳖子　巴豆仁　蓖麻子　三棱　莪术　续断　灵脂　肉桂　玄参各 30 克　乳香　没药各 36 克　麝香少许　阿魏 60 克　麻油 750 克　黄丹 360 克

用法：上二十三味，除麻油、黄丹外，其余各药共装于一布袋内，封口，放于麻油中煎熬，待油煎至滴水成珠时，捞出药袋，下黄丹收膏，摊成膏药。每用时，取膏药一张，贴于丹田处。

方 9

药物：紫花地丁 30 克

用法：上一味，研为细末，敷于脐部，外用纱布固定。

# 疟　疾

## 一、正疟

### （一）病证

战寒壮热，发作有时；发作时，先哈欠，乏力，继而寒战鼓颔；寒退内外皆热，头痛如裂，最后汗出热退身凉。

### （二）治疗

方 1

药物：常山　草果　丁香各 5 克　好酒 200 毫升

用法：上四味，将常山、草果、丁香放于酒中煎煮数沸，倒于杯中，乘热熏鼻孔。

方 2

药物：新鲜毛茛叶 30 克

用法：上一味，揉烂，敷贴于寸口处，外用纱布固定。一夜后当起泡，去药，用消毒纱布包扎好。

方 3

药物：桃仁半斤　独蒜 1 粒

用法：上二味，先将桃仁放在内关穴上，再将蒜捣烂，做成饼状，盖在桃仁片上，外用纱布固定。

方 4

药物：生半夏　蝉蜕各 5 克

用法：上二味，共研为细末，用纱布包裹，塞于耳中。

方 5

药物：斑蝥　巴豆仁　朱砂各 3 克　麝香少许　雄黄 4.5 克　蟾酥 1.5 克　黑枣 3 个

用法：上七味，先将蟾酥以上六味共研为细末，再同黑枣共捣如泥，做成绿豆大药丸若干粒。每用时，取一粒贴在眉心，外用胶布固定，一昼夜后取下。

方 6

药物：砒霜 3 克　大蜘蛛 3 个　雄黑豆 20 克

用法：上三味，共研为细末，用水调和，做成芡实大药丸。发作前一天晚上，将药放在外面露一夜，早晨取回，以纸包裹，男左女右塞于耳内。

方 7

药物：洒地金钱草 30 克

用法：上一味，揉成团，于发作的当天清早，塞于两鼻孔中。

注：洒地金钱草，又称遍地金钱草、破铜钱、满天星。

方 8

药物：独头大蒜 1 个　核桃壳半个

用法：上二味，将独头大蒜捣烂如泥，放于内关穴上，外用核桃壳盖上，再用纱布固定，两小时后去掉。

方 9

药物：胭脂　阿魏各 1 克　大蒜 10 克　核桃 1 个

用法：上四味，将胭脂、阿魏、大蒜共捣烂如泥；再将核桃从中破开，用一半，取出壳中果仁，将药泥填满于壳内。发作时，男左女右，把装有药的核桃壳覆盖在虎口上，外用纱布固定，一夜后取下。

方 10

药物：燕屎 6 克　烧酒 100 毫升

用法：上二味，将燕屎放于酒中浸泡，让病人于发作的当天以鼻孔对着药酒熏吸。

方 11

药物：生黄丹 15 克　生明矾 10 克　胡椒 1 克　麝香少许

用法：上四味，共研为细末，用醋调和成糊状备用。临发时，令病人面对太阳坐定（若无太阳，可用火烤脚），将调好的药，男左女右敷于手心。当药力发挥作用时，汗出即愈。

## 二、寒疟

### （一）病证

只恶寒不发热，或恶寒多发热少，胸胁痞满，神疲肢倦。

### （二）治疗

方 1

药物：荜茇 1 粒

用法：上一味，研为细末，放在暖脐膏上，贴于脐部。

方 2

药物：生附子 1 枚，去皮脐

用法：上一味，研为细末，发作前用醋调和，涂敷于背后第一二胸椎部。

方 3

药物：巴豆仁 21 粒　南星 1 枚　白面粉 10 克

用法：上三味，共研为细末，用水调和，做成饼状，放于额部，外用普通膏药固定。

方 4

药物：砒霜 1.5 克　巴豆仁 2 克　雄黄 2 克

用法：上三味，共研为细末，用水调和，做成绿豆大药丸若干粒。每用时，取一粒放于额中部，外用普通膏药固定。

方 5

药物：常山　草果　川乌　草乌　陈皮　甘草各 1 克

用法：上六味，共研为细末，装于一细布袋内，常置于鼻前嗅闻。

方 6

药物：胡椒　雄黄各 15 克　米饭 50 克

用法：上三味，先将胡椒、雄黄二味共研为细末，再同米饭合捣均匀，做成桐子大药丸，外以朱砂为衣。每用时，取一丸放于脐中，外用普通膏药固定。

方 7

药物：桂心 0.5 克　麝香少许　雄黄 0.5 克　川椒 1 克

用法：上四味，共研为细末，放于脐中，外用普通膏药固定。

注：此方孕妇忌用。

方 8

药物：鳖甲 30 克　乌贼骨 25 克　附子　甘草各 30 克　常山 60 克

用法：上五味，共捣碎，放烧酒中浸泡，置室外露一夜，第二天取出，再共研为细末，加酒调和，涂敷手、足心及心口部。

方 9

药物：硫黄　肉桂去粗皮　巴豆去皮心，出油　炮姜各 15 克　蓝靛 3 克

用法：上五味，共研为细末，以面糊调和，做成绿豆大药丸若干粒。每用时，取一丸以细布包裹，于未发前男左女右塞于耳中。

方 10

药物：旱莲草 15 克　紫苏叶若干片

用法：上二味，将旱莲草揉捏成黄豆大丸子，用紫苏叶包裹，男左女右塞于鼻孔内。

方 11

药物：桃头 7 个　独头蒜 7 个　粽子 1 个　胡椒 49 粒

用法：上四味，先将桃头、胡椒研细，再同蒜、粽子共捣如泥，做成桐子大药丸若干粒，以雄黄为衣。每用时，取一丸放于脐中，外用纱布固定。

方 12

药物：生巴豆（去皮）　肉桂（去粗皮）　青黛　阿魏　安息香　胡桃仁各 1 克

用法：上六味，先将巴豆、青黛分别研细；然后将阿魏化开，加面粉调和，做成饼状，炙酥，与肉桂捣罗为末；安息香同胡桃仁共研为

末。最后再将所有药末拌和均匀，用面糊调和，做成桐子大药丸备用。每用时，取一丸用布包裹，放香火上烤数遍，乘热男左女右塞于耳内。

方 13

药物：巴豆（去皮，油）　官桂　雄黄　白矾　青黛各 9 克

用法：上五味，先分别研为极细末，再合研均匀，用粽子拌和，做成枣核大药丸若干粒。每用时，取一丸用细布包裹，男左女右塞于鼻孔中，清静调养，不要杂食。

方 14

药物：青黛 60 克　肉桂 30 克　干姜 30 克　巴豆仁 30 克　硫黄 30 克　麝香少许

用法：上六味，除麝香外，其余各药夜晚放于室外露置，早晨收回，如此露七夜。将巴豆用水煮数沸，取出同其他各药共研为细末，以面糊调和，做成樱桃大药丸，烤干收贮备用。每用时，取一丸，用细布包裹，放香火上烤热，乘热男左女右塞于耳中。

方 15

药物：肉桂 30 克

用法：上一味，研为细末，用姜汁调和，涂敷于背后脊柱上。

方 16

药物：川芎　白芷　桂枝　苍术各等分

用法：上四味，共研为细末。每用时，取药末 1 克，以纱布卷成条状，于疟疾发作前 2 小时，塞于一侧鼻孔中，4 小时后取出。小儿患疟，可将药末撒在普通膏药上，于疟疾发作前 4 小时贴在肚脐上。

方 17

药物：大黄 120 克　玄参　生地　当归　赤芍　白芷　肉桂各 60 克　升麻　陈皮各 30 克　麻油 1000 克　黄丹 460 克　沉香末 10 克

用法：上十二味，将陈皮以上九味装于一布袋内，封口，放于麻油中煎熬，待油煎至滴水成珠时，捞出药袋，下黄丹收膏，退火去火毒，摊成膏药。每用时，取膏药一张，掺少许沉香末，贴于脐部。

## 三、瘴疟

### （一）病证

触冒山岚瘴气，寒热如疟，终日不停，头痛痰逆，呕吐不食，日渐消瘦。

### （二）治疗

方 1

药物：砒霜 15 克　雄黄　朱砂　玳瑁（镑）　藜芦（炒）　椿叶（阴干）各 30 克　阿魏 45 克　安息香 30 克

用法：上八味，将砒霜、雄黄、丹砂合研为细末，玳瑁、藜产、椿叶合捣研细，阿魏研细，再将各药混合研为极细末备用。将安息香放于酒中浸泡数小时，取出再用水煮成糊状，调和药末，做成赤小豆大药丸。每用时，取三丸，装于细布袋内，男左女右系在臂上或衣带上。

方 2

药物：白术　朱砂　丁香　诃黎勒皮　安息香　胡桃仁　檀香　荜茇各 15 克　熏陆香　苏合香　冰片各 0.3 克　香附　木香各 15 克　麝香　广角各少许

用法：上十五味，先分别将朱砂、麝香、龙脑研为细末，安息香同胡桃仁研为细末，檀香剉为末，广角镑为薄片；再将其余各药同前各药末、药片合捣研为极细末，炼蜜调和，做成梧桐子大药丸，以新瓷器密贮备用。每用时，取三丸，装于细布袋内，系在臂上。

方 3

药物：赤小豆 1 克　鬼臼　朱砂　雄黄　鬼箭羽　阿魏各 15 克

用法：上六味，先分别将朱砂、雄黄、阿魏研细，再将赤小豆、鬼臼、朱砂末、雄黄末、鬼箭羽合研为极细末，然后以酒煮阿魏调和药末，做成梧桐子大药丸。每用时，取一丸，装于细布袋内，男左女右系在中指上。

## 四、久疟

### （一）病证

久疟不愈，时好时发，恶寒发热，骨节疼痛，面黄消瘦。

### （二）治疗

方1

药物：石龙芮叶100克

用法：上一味，捏成团，揉擦臂上，直至起泡。

注：石龙芮叶，为毛茛科植物石龙芮的叶子。

方2

药物：赭石9克　朱砂1.5克　砒霜0.5克　麝香少许

用法：上四味，先将赭石烧红，放人醋中淬；再分别用纸将赭石、朱砂、砒霜包裹七层，投入水中浸透，取出放火中煨干，加麝香共研为极细末，用麻油调和，涂抹于鼻尖、眉心及手、足心。

方3

药物：斑蝥1只　普通膏药1张

用法：上二味，将斑蝥研为细末，撒在普通膏药上，贴在项下第三脊推骨上，起水泡时，轻轻揭下膏药。

方4

药物：牛皮胶60克　生姜120克　皂角50克　细布条（宽3寸，与病人脊柱等长）1块

用法：上四味，先将牛皮胶熬化，再取生姜90克捣极烂，加入牛皮胶中，搅拌均匀，熬成膏，将膏药均匀地摊在布条上。用前先以皂角煎水洗净背脊，擦干。取剩余的生姜将背脊擦极热，然后沿脊柱从上到下将膏药布条贴上，五日后揭下膏药。

方5

药物：豹头骨酒（炙）90克　藜芦180克　雄黄（研末）　鬼臼　天雄（炮裂去皮脐）　芜荑（炒）　皂荚（炙酥，去皮子）各30克

用法：上七味，除雄黄末外，其余各药共捣罗为细末，再加入雄黄末拌匀，炼蜜调和，做成桐子大药丸。每用时取一粒，戴于头上。

方6

药物：阿魏研　雄黄研，各15克　柳枝　桃枝各100克（分别切细，焙焦，研细）　朱砂（研）0.3克

用法：上五味，合研为极细末，同粽子捣和均匀，做成桐子大药丸，另研朱砂为衣，收贮备用。每发时用干净碗摩一丸，涂抹鼻尖、人中等处。

## 五、胎疟

### （一）病证

小儿初发疟疾，即为胎疟。

### （二）治疗

方

药物：蝉蜕120克

用法：上一味，做成枕头，让患儿枕头。

# 积　聚

## （一）病证

腹内包块，经年累月，长期难消，有时疼痛。

## （二）治疗

方

药物：巴豆仁　干姜　良姜　白芥子　硫黄　甘遂　槟榔各10克　花椒30克

用法：上八味，除花椒外，其余各药共研为细末，再同米饭拌和，做成中指头大药丸。每用时，先以花椒煎水洗手，再取麻油涂于手心中，手握药丸一粒，稍时即出现泄泻，若想止泻，可用冷水洗手。

# 头　痛

## 一、风寒头痛

### （一）病证

头痛时作，恶风寒，吹风遇寒即发，常喜以布裹头。

### （二）治疗

方1

药物：鹅不食草20克

用法：上一味，研为细末，每用时，以一纸筒，取少许药末，放于病人鼻孔中。

方2

药物：防风　羌活　赤小豆各1克

用法：上三味，共研为细末。每用时，以一纸筒，取少许药末，放于病人鼻孔中。

方3

药物：连须葱白15克　生姜10克　淡豆豉10克　食盐10克

用法：上四味，共捣烂如泥，做成饼状，烤热，贴于肚脐部，外用纱布固定。

方4

药物：大蒜1粒

用法：上一味，捣烂，绞中自然汁。令病人仰卧，用筷子蘸一滴大蒜汁，滴入病人鼻中，急吸入。

方5

药物：硝石10克

用法：上一味，研为细末，每用时，以一纸筒，取少许药末，放于病人鼻孔中。

方6

药物：川芎　藿香　玄胡　丹皮各6克　雄黄　白芷　皂角各12克　朱砂3克

用法：上八味，共研为细末。每用时，以一纸筒，取少许药末，放于病人鼻孔中。

方7

药物：吴茱萸100克

用法：上一味，装于枕头中枕头。

## 二、风热头痛

### （一）头痛如破，发热恶风，面红目赤，口渴欲饮。

### （二）治疗

方1

药物：薄荷　郁金　白芷　石膏　芒硝各10克

用法：上五味，共研为细末。每用时，取枣核大一团。以布包裹，塞于病人鼻孔中。

方2

药物：薄荷　郁金　白芷　石膏　芒硝各10克　细辛　青黛　蔓荆子各5克

用法：上八味，共研为细末。每用时，取枣核大一团，以布包裹，塞于病人鼻孔中。

方3

药物：青黛4.5克　蔓荆子3.5克　川芎3.5克　郁金3克　石膏3.5克　细辛3克　薄荷6克　芒硝3克　红豆1个

用法：上九味，共研为细末。每用时，以一纸筒，取少许药末，放于病人鼻孔中。

方4

药物：川楝1克　苦丁香20个　栀子2个

用法：上三味，共研为细末。每用时，以一纸筒，取少许药末，放于病人鼻孔中。

方5

药物：皂角30克

用法：上一味，研为细末，装于一小盘中，令病人经常用鼻子嗅闻。

## 三、湿热头痛

### （一）病证

头部重痛，口渴，小便黄。

### （二）治疗

方

药物：黑牵牛7粒　砂仁1粒

用法：上二味，共研为细末，用井水调和，令病人仰头，将药灌于鼻中。

## 四、寒湿头痛

### （一）病证

头部重痛如被物蒙裹，每遇寒湿阴雨即发，或疼痛加重。

### （二）治疗

方1

药物：羌活9克（烧）　连翘9克　红豆1.5克

用法：上三味，共研为细末。每用时，以一纸筒，取少许药末，放于病人鼻孔中。

方 2

药物：麻黄　苦丁香各 1.5 克　红豆半个　羌活 3 克，烧连翘 3 克

用法：上五味，共研为细末。每用时，以一纸筒，取少许药末，放于病人鼻孔中。

方 3

药物：瓜蒂 10 克　松萝茶 10 克

用法：上二味，共研为细末，每用时，以一纸筒，取少许药末，放于病人鼻孔中。

注：松萝茶，茶名，产于安徽歙县松萝山上。

方 4

药物：川芎　法半夏　白术　甘草各 5 克

用法：上四味，共研为细末。每用时，以一纸筒，取少许药末，放于病人鼻孔中。

方 5

药物：羌活　独活各 9 克　藁本　防风　炙甘草　川芎各 1.5 克　蔓荆子 1 克

用法：上七味，共研为细末。每用时，以一纸筒，取少许药末，放于病人鼻孔中。

## 五、痰浊头痛

### （一）病证

头痛昏蒙，甚至眩晕，胸脘满闷，或呕恶痰涎。

### （二）治疗

方 1

药物：藜芦 30 克

用法：上一味，研为细末。每用时，以一纸筒，取少许药末，放于

病人鼻孔中。

方 2

药物：马牙硝 20 克　地黄汁 10 毫升

用法：上二味，先将马牙硝研为细末，放于一铜制容器中，倒入地黄汁，用小火熬干，取出，再研为细末，每用时，以一纸筒，取少许药末，放于病人鼻孔中。

方 3

药物：玄胡 7 粒　青黛 6 克　猪牙皂角 60 克

用法：上三味，共研为细末，用水调和，做成杏仁大的小饼。每用时，取一饼，用水化开。令病人仰卧，以一竹管取药，男左女右送于病人鼻孔中。当病人感觉药到达喉部而且有轻微酸味时，令病人坐起，口中咬一个铜钱，当有大量涎液流出时，其病即将告愈。

方 4

药物：荜茇 9 克　猪胆汁 10 毫升　猪胆囊 1 个　川芎　白芷　藁本　青黛　玄胡各 6 克

用法：上八味，先将川芎以下五味共研为细末备用。再将荜茇研为细末，用猪胆汁调和，装入猪胆囊内，悬挂于通风处阴干，取出研为细末，然后与上药末拌合均匀，用水调和，做成芡实大药丸若干粒。每用时，取一粒，用水化开，令病人仰卧，以一竹管取药灌于病人鼻中，当病人感觉药到达喉部而且有轻微酸味时，令病人坐起，口中咬一个铜钱，当口中有大量涎液流出时，其病即将告愈。

方 5

药物：川芎　芒硝　薄荷　雄黄　苍耳子　藜芦　陈胆　南星　瓦楞子各 5 克

用法：上八味，共研为细末。每用时，以一纸筒，取少许药末，放于病人鼻孔中。

方 6

药物：冰片　朱砂　马牙硝各 0.5 克　麝香少许

用法：上四味，共研为细末，用羊胆汁调和，做成黑豆大药丸，以一干净盒子收贮备用。每用时，取两粒，以一竹管分别将药丸送于两鼻孔中，再用小指将药丸推入鼻孔深部，即令病人仰卧，当有涎液从喉中流出时，其病即将告愈。

方7

药物：藜芦15克　黄连1克

用法：上二味，共捣研为细末。每用时，以一纸筒，取少许药末，放于病人鼻孔中。

方8

药物：猪牙皂角5.5克　玄胡3.5克　青黛15克

用法：上三味，将猪牙皂角炮存性，再同玄胡、青黛共研为细末，以水调和，做成桐子大药丸，捏成饼状阴干。每用时，取一饼，用新汲水化开，令病人仰卧，以一竹管取药，男左女右灌于病人鼻孔中。口中咬十五文铜钱，待涎流出时，去掉铜钱，用井水洗口。

方9

药物：荜茇　川芎　白芷　薄荷　细辛各10克　猪胆汁30毫升　猪胆囊1个

用法：上七味，先将细辛以上五味研为细末，同猪胆汁拌合均匀，装于猪胆囊内，悬挂于通风处阴干，取出研细，用水调和，做成绿豆大药丸，外用青黛为衣。每用时，取一丸，用茶清化开，令病人仰卧，口咬三文铜钱，以一竹管取药水灌于病人鼻中。

## 六、头风头痛

### （一）病证

头目昏痛，眩晕不能站立，呕吐不能饮食，双目昏蒙，时做时止。

### （二）治疗

方1

药物：绿豆2500克

用法：上一味，装于一布袋内，做枕头。

方 2

药物：决明子 3000 克

用法：上一味，装于一布袋内，做枕头。

方 3

药物：皂角 20 克

用法：上一味，研为细末。每用时，以一纸筒，取少许药末，放于病人鼻孔中。

方 4

药物：皂荚 1 个

用法：上一味，放于水中浸泡，春、秋季泡五天，夏季泡三天，冬季泡十天。就水洗净，放于一干净瓦片上置火上焙焦，研为细末。每用时，以一纸筒，取少许药末，放于病人鼻孔中。

方 5

药物：远志（去心）20 克

用法：上一味，研为细末。每用时，以一纸筒，取少许药末，放于病人鼻孔中。

方 6

药物：鹅不食草　川芎　青黛　冰片各 5 克

用法：上四味，共研为细末。每用时，以一纸筒，取少许药末，放于病人鼻孔中。

方 7

药物：石膏　川芎　赤小豆　瓜蒂各 3 克　藜芦 0.5 克

用法：上五味，共研为细末。每用时，以一纸筒，取少许药末，放于病人鼻孔中。

方 8

药物：全蝎 8 个　荜茇 15 克　川乌 15 克　川芎 15 克

用法：上四味，共研为细末。每用时，以一纸筒，取少许药末，放于病人鼻孔中。

方 9

药物：川芎　细辛　芒硝　藁本各 5 克

用法：上四味，共研为细末。每用时，以一纸筒，取少许药末，放于病人鼻孔中。

方 10

药物：草乌尖　细辛各 5 克　黄丹 3 克

用法：上三味，共研为细末。每用时，以—纸筒，取少许药末，放于病人鼻孔中。

方 11

药物：北细辛 2 根　瓜蒂 7 个　丁香 3 粒　糯米 7 粒　冰片 0.5 克　麝香少许

用法：上六味，先将糯米以上四味研细，再加入冰片、麝香同研均匀。每用时，以一纸筒，取少许药末，放于病人鼻孔中。

方 12

药物：排风草 20 克

用法：上一味，研为细末。每用时，以一纸筒，取少许药末，放于病人鼻孔中。

注：排风草，此处当为唇形科植物防风草的全草。

方 13

药物：苦丁香　川芎　藜芦各 10 克

用法：上三味，共研为细末。每用时，以一纸筒，取少许药末，放于病人鼻孔中。

方 14

药物：人中白　地龙（炒）各 0.3 克

用法：上二味，共研为细末，用羊胆汁调和，做成芥子大药丸。每用时，取一丸，以水一滴化开，滴于病人两鼻孔中。

方 15

药物：谷精草　铜绿各 3 克　硝石 1.5 克

用法：上三味，共捣研为末：每用时，以一纸筒，取少许药末，放于病人鼻孔中。

方 16

药物：细辛　高良姜　瓜蒂各 0.3 克　硝石 15 克

用法：上四味，共研为细末。每用时，以一纸筒，取少许药末，放于病人鼻孔中。

方 17

药物：冰片　地龙炒　瓜蒂　赤小豆（炒）　马牙硝各 5 克

用法：上五味，共研为细末。每用时，以一纸筒，取少许药末，放于病人鼻孔中。

方 18

药物：瓜蒂 49 个　赤小豆 49 粒　小黄米 100 粒

用法：上三味，共研为细末。每用时，以一纸筒，取少许药末，放于病人鼻孔中。

方 19

药物：荜茇　良姜各 0.3 克　白芷 3 克　细辛 0.5 克

用法：上四味，共研为细末。每用时，以一纸筒，取少许药末，放于病人鼻孔中。

方 20

药物：细辛　丁香各 10 克

用法：上二味，共研为细末。每用时，以一纸筒，取少许药末，放于病人鼻孔中。

方 21

药物：苦葫芦 30 克

用法：上一味，以水煎数沸，去渣放冷。每用时，令病人仰卧，用一支筷子蘸一小滴药水，滴于病人鼻孔中。

方 22

药物：苦葫芦子 30 克

用法：上一味，研为细末。每用时，以一纸筒，取少许药末，放于病人鼻孔中。

方 23

药物：苦瓠 50 克

用法：上一味，捣碎，绞取汁。每用时，令病人仰卧，以一筷子蘸药汁滴于病人鼻孔中。药气立刻上冲到脑，痰涎从鼻孔流出时，病人有轻度昏晕感觉，属正常现象。

方 24

药物：乳香　地龙各 15 克　指甲壳不拘多少（剪细）

用法：上二味，共研为细末，放在一小香炉内，点火燃烧，另用一张纸卷成圆锥状，罩住香炉口，顶端开一小孔。令病人含水一口，鼻孔对着小孔熏吸，吸完后，吐出口中水，慢慢喝几口好茶。

方 25

药物：法夏 10 克　百草霜 5 克

用法：上二味，先将法夏研为细末，再加入百草霜拌匀，做一纸捻，粘上药末，即为药捻，烤干。每用时，点燃药捻，令病人对着药捻熏吸，口中有涎时即吐出。

方 26

药物：藜产 10 克　黄连 3 克　麝香少许

用法：上三味，先将藜芦晒干，再与黄连、麝香共研为细末。每用时，以一纸筒，取少许药末，放于病人鼻孔中。

方 27

药物：石膏 6 克　薄荷 9 克　芒硝 6 克　郁金 3 克　白芷 6 克　羌活 6 克　防风 3 克　赤小豆 2 粒

用法：上八味，共研为细末。每用时，以一纸筒，取少许药末，放于病人鼻孔中。

方 28

药物：青黛 7.5 克　蔓荆子　川芎各 3.5 克　郁金　芒硝各 3 克　石膏 3.5 克　细辛 3 克　薄荷叶 6 克　赤小豆 1 粒

用法：上九味，共研为细末。每用时，以一纸筒，取少许药末，放于病人鼻孔中。

方 29

药物：软石膏　朴硝各 1.5 克　冰片　檀香皮　荆芥　薄荷叶各 3 克　白芷　细辛各 9 克

用法：上八味，共研为细末。每用时，以一纸筒，取少许药末，放于病人鼻孔中。

方 30

药物：蚯蚓粪 10 克　乳香 6 克　麝香少许

用法：上三味，共研为细末，放在一小香炉内，点燃，另用一张纸卷成筒状，罩住香炉口，令病人鼻孔对准纸筒上口吸烟。

方 31

药物：细辛 6 克　川芎　白芷各 3 克

用法：上三味，共研为细末。每用时，以一纸筒，取少许药末，放于病人鼻孔中。

方 32

药物：高良姜 30 克

用法：上一味，晒干，研为细末，每用时，以一纸筒，取少许药末，放于病人鼻孔中。

方 33

药物：独头大蒜 1 粒

用法：上一味，捣烂，绞取汁。每用时，令病人仰头，以一筷子蘸大蒜汁数滴，滴于病人鼻孔中。

方 34

药物：芸苔子 3 克　大黄 10 克

用法：上二味，共研为细末。每用时，以一纸筒，取少许药末，放于病人鼻孔中。

注：芸苔子，为十字花科植物油菜的种子。

方 35

药物：陈艾叶 30 克

用法：上一味，揉成团，令病人经常嗅闻。

方 36

药物：人中白 30 克　硝石 30 克　冰片 10 克

用法：上三味，先将人中白、硝石研细，用水一碗，煮数沸，以无灰皮纸过滤，烤干，加入冰片，再研为细末。每用时，以一纸筒，取少许药末，放于病人鼻孔中。

方 37

药物：大蒜 7 个　僵蚕 30 克

用法：上二味，先用火将约一尺见方的地面烧红，大蒜去皮，逐个地在烧红的地面上磨成膏子；再将僵蚕去掉头足，放在大蒜膏子上，以一只碗密盖在上面，一夜后揭开碗，取僵蚕研为细末。每用时，以一纸筒，取少许药末，放于病人鼻孔中。

方 38

药物：荜茇肉 20 克　猪胆汁 15 毫升

用法：上二味，拌和均匀，晒干，研为细末。每用时，以一纸筒，取少许药末，放于病人鼻孔中。

方 39

药物：藜芦 1 根　麝香少许

用法：上二味，先将藜芦捣烂，再加入麝香共研为细末。每用时，以一纸筒，取少许药末，放于病人鼻孔中。

方 40

药物：地龙 20 克　冰片 10 克　麝香少许　姜汁 1 小盅

用法：上四味，除姜汁外，其余三味共研为细末，以水调和，做成麻子大药丸若干粒。每用时，先用姜汁涂两鼻孔中，再取药丸两粒，分别放于两鼻孔内。

方 41

药物：玄精石 30 克　羊胆 1 只

用法：上二味，先将玄精石研为细末，装于羊胆内，悬挂于通风处阴干，研为细末。每用时，取药末 2 克，以水调和，涂于鼻孔中。

注：玄精石，为年久所结小形片状石膏矿石。

方 42

药物：芦荟　龙脑　瓜蒂　硝石各 5 克

用法：上四味，共研为细末。每用时，以一纸筒，取少许药末，放于病人鼻孔中。

方 43

药物：冰片　地龙（去土，炒）　瓜蒂　赤小豆　马牙硝各 5 克用法：上五味，共捣研为细末。每用时，以一纸筒，取少许药末，放于病人鼻孔中。

方 44

药物：瓜蒂　地龙　苦瓠　硝石各 3 克　麝香少许

用法：上五味，共研为细末。每用时，以一纸筒，取少许药末，放于病人鼻孔中。

方 45

药物：旱莲草 50 克

用法：上一味，绞取汁。每用时，令病人仰头，以一筷子蘸药汁滴于鼻孔中。

方 46

药物：麻黄（烧灰）15 克　芒硝 6.5 克　麝香少许　冰片 1 克

用法：上四味，共研为细末。每用时，以一纸筒，取少许药末，放于病人鼻孔中。

方 47

药物：芒硝 3.5 克　白滑石 30 克　乳香 3.5 克　冰片 1 克

用法：上四味，先分别研为细末，再合研为极细末。每用时，以一纸筒，取少许药末，放于病人鼻孔中。

方 48

药物：通草　防风　石菖蒲　甘草　羚羊角（剉末）　蔓荆子各 10 克　细辛　白芷　藁本　川芎　白术　黑豆各 750 克　广角少许

用法：上十三味，共研为细末，装于一布袋内，再将药袋放于一如枕形的木盒内，使药面与盒面齐平，用它枕头。枕时揭开盒盖，不枕时即将盒盖盖上。若枕日久，药粉减少，务必再添足。枕十天或一月后，病人耳中如有雷鸣响声，表明药已发挥作用。

方 49

药物：蓖麻子（去壳）10 克　乳香 10 克　麝香少许

用法：上三味，共捣研均匀，以纸包裹，塞于鼻中。

方 50

药物：防风　藜芦　瓜蒂各 10 克

用法：上三味，共研为细末。每用时，以一纸筒，取少许药末，放于病人鼻孔中。

方 51

药物：雄黄　芒硝　川芎　白芷　乳香　没药各 5 克

用法：上六味，共研为细末。每用时，以一纸筒，取少许药末，放于病人鼻孔中。

方 52

药物：细辛　甘草　人参　藜芦　川芎各 3 克　石膏（研末）5 克

用法：上六味，共研为细末。每用时，以一纸筒，取少许药末，放于病人鼻孔中。

注：本方中藜芦反人参、细辛。这种配伍，在内服方中当属禁忌；本方为外用，故相安无事，此正合相反相成之理。

方 53

药物：乳香　没药各 3 克　川芎 9 克　青黛 1.5 克　冰片 0.6 克　细辛 3.5 克　白芷 6 克　芒硝 9.5 克　薄荷叶 9.5 克　川乌尖 3 克

用法：上十味，共研为细末。每用时，以一纸筒，取少许药末，放于病人鼻孔中。

方 54

药物：薄荷叶　朴硝各 12 克　川芎　青黛各 6 克　冰片 0.3 克

用法：上五味，共研为细末。每用时，以一纸筒，取少许药末，放于病人鼻孔中。

方 55

药物：川椒　硫黄各 3 克

用法：上二味，共捣研细，以纸包裹，塞于病人鼻孔中。

方 56

药物：乳香　没药　川芎　石膏　雄黄各 6 克　芒硝 1.5 克

用法：上六味，共研为细末。每用时，以一纸筒，取少许药末，放于病人鼻孔中。

## 七、偏正头痛

### （一）病证

头部一侧疼痛，甚至痛连额角、眼睛、眉棱骨等处，或整个头部疼痛，时发时止，经久不愈。

### （二）治疗

方 1

药物：莱菔根（取上部青色，半寸左右）

用法：上一味，捣绞取汁。令病人仰头，左侧头痛，将药汁滴于右侧鼻孔中；右侧头痛，将药汁滴于左侧鼻孔中；整个头痛，将药汁滴于两鼻孔中。

方 2

药物：硝石 15 克

用法：上一味，研为细末。每用时，以一纸筒，取少许药末，若左侧头痛，将药末放于右侧的鼻孔中；若右侧头痛，将药末放干左侧的鼻孔中。

方 3

药物：芫花 30 克

用法：上一味，放于醋中浸泡一夜，取出，放瓦片上焙焦，研为细末。每用时，以一纸筒，取少许药末，放于头痛一侧的鼻孔中。

方 4

药物：硇砂　豆豉各 3 克

用法：上二味，共捣研为细末，以水调和，做成皂荚子大药丸，用布裹住，露出一头，塞于头痛一侧鼻孔中。

方 5

药物：马牙硝 20 克　牛奶 1 小盅

用法：上二味，先将马牙硝研细，再用牛奶调成糊状，每用时，取适量药糊涂于两鼻孔中。

方 6

药物：朴硝　荜薢各 5 克

用法：上二味，共研为细末。每用时，以一纸筒，取少许药末，放于病人鼻孔中

方 7

药物：蓖麻子去壳，15 克　大枣 15 枚（去核）

用法：上二味，共捣烂如泥，均匀地涂在纸上，用一根筷子将涂有药的纸卷成管状，去掉筷子，用剪子将其剪成约 1.5 厘米上下的小段。每用时，取两小段，分别塞于两侧鼻孔中。

方 8

药物：地龙（去土，微炒）15 克　乳香 15 克

用法：上二味，共研为细末，每次用 3 克掺在纸上，做成纸捻子，点燃，以鼻吸烟。

方 9

药物：地龙（去土，微炒）30 克　麝香少许

用法：上二味，共研为极细末，每次用 1.5 克掺在纸上。做成捻子，点燃，以鼻吸烟。

方 10

药物：乳香 5 克　高良姜 10 克

用法：上二味，共研为极细末，堆放在一金属盘上，点燃，以烟熏头痛一侧的鼻孔。

方 11

药物：硝石　滑石各 3 克

用法：上二味，先放于烧锅中同炒，待药变为黄色后，离火放冷，再同研为极细末。每用时，以一纸筒，取少许药末，放于病人鼻孔中。

方 12

药物：川芎　芒硝各 10 克

用法：上二味，共研为细末。每用时，以一纸筒，取少许药末，放于病人鼻孔中。

方 13

药物：新鲜萝卜 1 个　冰片 5 克

用法：上二味，将萝卜捣绞取汁，盛在一酒盅内，再加入冰片，搅拌均匀。每用时，令病人仰头，取药水两三滴，滴于头痛一侧的鼻孔中。

方 14

药物：雄黄（以深黄红色者为佳，纯黄色者不宜用）　细辛各 15 克

用法：上二味，共研为细末。每用时，以一纸筒，取少许药末，放于头痛一侧的鼻孔中，也可放于头痛对侧的鼻孔中。

方 15

药物：生草乌尖 3 克　赤小豆 35 粒　麝香少许

用法：上三味，先将草乌尖、赤小豆共捣研细，再加入麝香共研为极细末。每用时，以一纸筒，取少许药末，放于头痛一侧鼻孔中。

方 16

药物：肉桂（去粗皮）　荜茇　细辛（去苗叶）各 5 克

用法：上三味，共研为极细末。每用时，以一纸筒，取少许药末，放于病人头痛一侧鼻孔中。

方 17

药物：莱菔子 15 克　生姜汁 20 毫升　麝香少许

用法：上三味，先将莱菔子同生姜汁混合研细，去渣取汁，再加入麝香拌合。每用时，令病人仰头，取药汁两三滴。滴于头痛一侧的鼻孔中。

方 18

药物：硝石 30 克　青黛 3 克　地龙（炒）3 克

用法：上三味，共研为细末。每用时，以一纸筒，取少许药末，放于头痛一侧鼻孔中。

方 19

药物：生姜汁 20 毫升　桂心 5 克　麝香少许

用法：上三味，先将生姜汁放在一瓷器中烤干，研细，再将桂心研细，然后将三味药合研为极细末。每用时，以一纸筒，取少许药末，放

于病人鼻孔中。

方 20

药物：荜茇 15 克

用法：上一味，研为细末密贮瓶中备用。每用时，取少许药末，放于一小盘中，置于病人头痛对侧的鼻前，令其嗅闻。每日 5～6 次，头痛轻时可减少嗅闻的次数，一个月为一疗程。

方 21

药物：急性子　闹羊花各等分

用法：上二味，共研为细末。每用时，取少许药末，以细纱布包裹，塞于头痛对侧的鼻孔中。

方 22

药物：皂矾 3 克

用法：上一味，放于新瓦上，置炭火上煅，先溶为汁，再煅干，取下研为细末。每用时，以一纸筒取少许药末，放于头痛对侧的鼻孔中；若整个头痛，放于两鼻孔中。每日 1～2 次。

方 23

药物：雄黄　干姜各 10 克

用法：上二味，共研为细末。每用时，以一纸筒，取少许药末，放于头痛对侧的鼻孔中。

方 24

药物：硝石　华阴细辛各 3 克

用法：上二味，共研为细末。每用时，以一纸筒，取少许药末，放于头痛对侧的鼻孔中。

方 25

药物：陈艾叶 1 团　生半夏 10 克

用法：上二味，将艾叶铺在约一寸见方的纸上，再将生半夏研细，均匀地撒在艾叶上，卷成如小指头粗的纸捻，塞于头痛对侧的鼻孔中。一夜后鼻中当有清鼻涕流出，病重者塞两次即可痊愈。

方 26

药物：黄柏 15 克　自然铜 15 克　细辛 3 克　胡椒 49 粒

用法：上四味，共研为细末。每用时，以一纸筒，取少许药末，放于头痛同侧的鼻孔中。并用口咬住筷子头，让涎流出。

方 27

药物：马牙硝 15 克　芦荟 5 克　瓜蒂 2 枚　羊胆 1 只

用法：上四味，将马牙硝、芦荟、瓜蒂共研为细末，装于羊胆内，悬挂在通风处阴干，再研为细末。每用时，以一纸筒，取少许药末，放于头痛对侧的鼻孔中。

方 28

药物：硫黄 3 克　红川椒（去子）1 克

用法：上二味，共研为细末，以水调和，做成小栓剂。塞于头痛一侧的鼻孔中，当有清鼻涕从对侧的鼻孔中流出。

方 29

药物：赤小豆 10 克　冰片 5 克　麝香少许

用法：上三味，共研为细末，以水调和，做成黄豆大药丸。每用时，取一丸，塞于头痛一侧的鼻孔中。

方 30

药物：瓜蒂 7 个　丁香 3 粒　糯米 7 粒　冰片 3 克　细辛 1 克　麝香少许

用法：上六味，先将冰片、麝香一同研细，再加入另外四味药，共研为极细末，用瓦罐密贮备用。每用时，以一纸筒。取少许药末，放于头痛一侧的鼻孔中。

方 31

药物：蝉 2 只，生用　乳香 2 克　朱砂 1 克

用法：上二味，先将蝉捣研取汁，再分别将乳香、朱砂研细，然后将三味药合研，拌和均匀，做成黄豆大药丸。每用时，取一丸，塞于头痛一侧的鼻孔中。

方 32

药物：大丁香 1 粒　倒钩棘针 49 枚　麝香少许

用法：上二味，先将大丁香研细，再将棘针烧灰存性研细，然后将三味药合研为极细末。每用时，以一纸筒，取少许药末，放于病人鼻

孔中。

方 33

药物：杨梅青　硝石　灶心土各 10 克

用法：上三味，共研为细末。每用时，以一纸筒，取少许药末，放于病人鼻孔中。

注：杨梅青，为碳酸盐类矿物蓝铜矿矿石成球形或中空者。

方 34

药物：地龙（去土，炒）　干虾蟆（烧灰存性）各 3 克　藜芦 1.5 克　冰片 1 克

用法：上四味，除冰片外，其余各药共研为细末，再加冰片研匀。每用时，以一纸筒，取少许药末，男左女右放于病人鼻孔中。

方 35

药物：川芎　石膏　藜芦　甘草各 5 克

用法：上四味，共研为细末。每用时，以一纸筒，取少许药末，放于病人鼻孔中。

方 36

药物：乳香　芒硝　青黛各 15 克　冰片 3 克

用法：上四味，共研为细末。每用时，以一纸筒，取少许药末，放于病人头痛一侧鼻孔中。

方 37

药物：川芎　白芷　远志各 20 克　冰片 3 克

用法：上四味，共研为细末。每用时取 0.5 克，以细布包裹，塞于病人鼻孔中。

方 38

药物：细辛（去苗叶）　夏枯草各 9 克　荜茇　高良姜各 3 克

用法：上四味，共研为细末。每用时，以一纸筒，取少许药末，放于病人鼻孔中。

方 39

药物：白花　细辛　石膏　乳香（去油）　没药（去油）各 5 克

用法：上五味，共研为细末。每用时，以一纸筒，取少许药末，放

于头痛对侧的鼻孔中。

方 40

药物：乳香　芒硝　玄胡各 3 克　川芎 9 克　雄黄 9 克

用法：上五味，先分别将乳香、芒硝、雄黄研细；再将玄胡、川芎共研为细末，然后将各药合研均匀。每用时，以一纸筒，取少许药末，放于病人头痛一侧鼻孔中。

方 41

药物：白芷　细辛　川芎各 5 克　冰片　牛黄　雄黄各 1 克

用法：上六味，共研为细末。每用时，以一纸筒，取少许药末，放于病人鼻孔中。

方 42

药物：火硝　雄黄　川芎　薄荷叶　苍耳子　藜芦各 3 克　天竺黄 4.5 克

用法：上七味，共研为细末。每用时，以一纸筒，取少许药末，放于病人鼻孔中。

方 43

药物：苍耳子　薄荷叶　芒硝　石膏各 6 克　乳香　细辛　贯众各 3 克

用法：上七味，共研为细末，每用时，以一纸筒，取少许药末，放于病人鼻孔中。

方 44

药物：赤芍　川芎　连翘　玄胡　黄芩　草乌头　当归　雄黄各 5 克

用法：上八味，先分别将各药研细，再合研均匀。每用时，以一纸卷成捻子，蘸药末塞于病人鼻孔中。

方 45

药物：细辛 3 根　瓜蒂 7 枚　丁香 7 粒　粳米 7 粒（或用赤小豆 7 粒）　冰片 0.3 克　麝香少许

用法：上六味，共研为细末，密贮于一小罐中备用。每用时，以一纸筒，取少许药末，放于病人鼻孔中。若不愈，三日后再用药一次。

方 46

药物：丁香 3 克　白芷 15 克　瓜蒂 30 克

用法：上三味，共研为细末。每用时，以一纸筒，取少许药末，放于病人鼻孔中。

方 47

药物：川芎 10 克　荆芥 5 克　甘草 5 克

用法：上三味，共研为细末。每用时，以一纸筒，取少许药末，放于病人鼻孔中。

方 48

药物：白芷 12 克　生乌头 3 克

用法：上二味，共研为细末，每用时，以一纸筒，取少许药末，放于病人鼻孔中。

方 49

药物：乳香　没药各 3 克　冰片 1.5 克　赤芍　川芎　薄荷　芒硝　荆芥穗　郁金各 1.5 克

用法：上九味，共研为细末。每用时，以一纸筒，取少许药末，放于病人鼻孔中。

方 50

药物：水苏　川芎　马牙硝各 6 克　石膏　乳香各 3 克　冰片 3 克

用法：上六味，先将各药分别研细，然后再合研为极细末。每用时，以一纸筒，取少许药末，放于病人鼻孔中。

方 51

药物：闹羊花　川芎各 5 克

用法：上二味，共研为细末。每用时，以一纸筒，取少许药末，放于头痛一侧鼻孔中。

## 八、气逆头痛

### （一）病证

肝肾之气，逆而上冲，头部胀痛，每当心情激动，情绪紧张时，疼痛发作或加重。

### （二）治疗

方1

药物：石决明　草决明各2500克

用法：上二味，共装于一布袋内，做枕枕头。

方2

药物：附子15克　艾叶1大团

用法：上二味，先将附子捣烂，再同艾叶揉成团，经常放到鼻前嗅闻。

方3

药物：麝香少许　青黛　全蝎　雄黄　乳香　没药　冰片各5克

用法：上七味，共研为细末。每用时，以一纸筒，取少许药末，放于病人鼻孔中。

## 九、气虚头痛

### （一）病证

头脑空痛，劳累后加重，体倦无力。

### （二）治疗

方

药物：蓖麻子（去壳）10克　大枣（去核）1枚

用法：上二味，共捣烂如泥，做成栓剂，塞于病人鼻孔中。

# 头　　病

头病是指除头痛以外的各种头部疾病。如脑鸣、脑痒、脑痟、劈脑痟疮、白发、头发焦枯、脱发等。

## 一、脑鸣

### (一) 病证

头脑内鸣响，状如蝉鸣或虫蛀，称之为天白蚁。

### (二) 治疗

方

药物：茶子 30 克

用法：上一味，研为细末。每用时，以一纸筒，取少许药末，放于病人鼻孔中。

## 二、脑痒

### (一) 病证

病人自觉头脑内有痒的感觉，不积极治疗，头发渐渐脱落。

### (二) 治疗

方

药物：芦荟　苦楝子各 3 克

用法：上二味，共研为细末。每用时，以一纸筒，取少许药末，放于病人鼻孔中。

## 三、脑疳

### （一）病证

满头生有如饼状的头疮，头部火热，囟门高肿，遍身汗出。

### （二）治疗

方

药物：鲫鱼胆 1 个

用法：上一味，取胆汁数滴，滴于病人鼻孔中。

## 四、劈脑疳疮

### （一）病证

头顶部生疮，有的白色，有的红色，有的紫黑色；喉中痰鸣，甚至不能言语。

### （二）治疗

方

药物：木鳖子 10 克　梅片 1 克

用法：上二味，将木鳖子放瓦片上焙焦，存性。每用时，取 0.3 克，加入冰片少许，共研为细末。每用时，以一竹管，取少许药末，吹于喉中，以吐为度。

## 五、白发

### （一）病证

不因年老而头发花白或斑白，往往拔而又长，剃而复生。

（二）治疗

方 1

药物：皂荚 10 条　生姜汁　地黄汁各 1 杯　青盐 15 克

用法：上四味，先将生姜汁、地黄汁拌合均匀，慢慢淋在皂荚上，将皂荚放于火上炙烤，烤干后再淋再烤，直到药汁淋完。然后将皂荚烤焦，加青盐研为细末。每天早晨起床后，取药末少许擦牙。

方 2

药物：草乌头 120 克　青盐 60 克

用法：上二味，先将青盐研细，同草乌一起装于一瓶内。瓶口盖一瓦片，瓦片上钻一小孔，然后在瓶外涂敷一层盐泥。放于火中煅烧，直到有青烟从小孔中冒出时，退火，将药瓶放于黄土中埋一夜，取出瓶中之药，研为细末。每天早晨洗脸前取药末少许擦牙，不得吞下药末，洗脸后再取清水漱口。

方 3

药物：全瓜蒌 1 个　青盐 30 克　杏仁 37 粒（去皮尖）

用法：上三味，在瓜篓蒂部切一小盖，取出瓜蒌瓤及子；再将青盐、杏仁研细，同瓜蒌瓤及子一起装于瓜蒌内，将盖盖上，外用麻线固定，再涂敷一层盐泥，放于火中煅烧，直至烟尽，退火去泥，将药研为细末。每天早、晚取药末少许擦牙。

注：本方中无“青盐”亦可。

方 4

药物：黑锡 500 克　桑柴灰 300 克　青盐 120 克　升麻　细辛各 30 克　诃黎勒 120 克

用法：上六味，将黑锡放于锅中溶化，加桑柴灰炒至锡尽时，再加入青盐同炒，待冷后装于瓶内，埋于地下，五日后挖出。再将升麻、细辛、诃子炒黑，与前药共研为细末。每日取药末少许擦牙，然后用好酒漱口。

方 5

药物：蓖麻仁 49 粒　生地 30 克　龙骨 15 克　细辛 3 克　青盐 15

克　大瓜蒌1个

用法：上六味，先将瓜蒌从蒂部切开小盖，取出瓜蒌瓤。将其余各药填于瓜蒌内，封好盖，外以纸包裹，再涂敷一层盐泥，晒干，放火上煅烧，至烟出尽为止，取出研为细末。每日早、晚取药末少许擦牙。

方6

药物：晚蚕砂150克　蓖麻子去壳210克　大瓜蒌1个。去瓤　皂荚1根　青盐105克　苦参末150克

用法：上六味，除苦参末外，其余各药共装于一磁罐内。外用盐泥封固，顶部留一小孔，放在炭火上煅烧，直至烟尽。取出待冷，加入苦参末同研为细末。每日早、晚取药末3克擦牙。

方7

药物：莲子草　没石子　酸石榴皮　马齿苋　胡桃皮　生地　青盐各30克

用法：上七味，共研为细末，用大麦面调和，做成饼状。装于瓦罐中，置火上煅烧，待罐中烟出尽时，退火，放冷后取出药饼，研为细末。每日早、晚取药末擦牙。

方8

药物：柳枝　桑枝　槐枝各500克　食盐500克

用法：上四味，除食盐外，其余三味先放于水中煎煮，去渣，再加入食盐继续煎熬为膏，以磁盒收贮备用。每日临睡时取药膏少许擦牙。

方9

药物：酸石榴1枚　槐枝　茄子根　马齿苋　兰香菜连根　薄荷　石膏　五倍子　升麻各30克

用法：上九味，先将酸石榴以泥包裹，放火中烧红，候冷去泥；再将槐枝、茄子根分别用黄泥包裹，放火中烧至烟尽，待冷去泥；其余各药分别置瓦片上放火上焙焦，然后上药共研为细末。每用时，取药末少许擦牙。

方10

药物：黑铅250克　桑枝100克

用法：上二味，先将桑枝烧灰存性研细备用，再将黑铅放锅中熔

化，加入桑枝灰，用柳枝不断搅拌，直至铅汁凝聚成细砂状，退火放冷，研为极细末。每日早晨取药末少许擦牙，然后用温水漱口，将漱口水吐于碗内，用之洗眼。

方 11

药物：大石榴 1 个　小铁钉 49 个　丁香 49 粒

用法：上三味，将四十九个小铁钉均匀地钉在石榴上，晚上放在外面夜露，早晨收回，不让它见着阳光，连露三夜，拔出铁钉，每拔出一个铁钉即在钉孔中放一粒丁香，然后用纸裹住石榴，再用好米醋和泥，涂敷在石榴上，放在通风处吹干后，置炭火中烧红，待冷去泥，将石榴研为细末。早、晚取药末少许擦牙，直至牙齿发热。在用药的过程中逐日拔去白发，拔后用生姜擦拔发的部位。

方 12

药物：苦参 15 克　青黛　青盐各 30 克

用法：上三味，先分别研为细末，再合研为极细末。每天早、晚取药末擦牙，擦后稍等一会再漱口。

方 13

药物：大浆行榴 1 个　小铁钉 49 个　丁香 49 粒　食盐 15 克　细辛 60 克　猪牙皂角 60 克　寒水石 90 克　冰片各 5 克　麝香少许

用法：上几味，将 49 个小铁钉均匀地钉在石榴上，二日后拔出铁钉，在每个钉孔中塞入一粒丁香及少许食盐，外用黄泥包裹，用炭两斤煅烧，待炭烧尽后取出放冷，去掉外层泥土，研细；刮去猪牙皂角外层的粗皮，洒上盐水，放火上烤干，研细；再将寒水石放火中煅烧，取出放冷，研细。然后将各药共捣研为极细末。每天早、晚取药末少许擦牙。早晨擦牙后，稍等一会再取清水漱口，晚上擦牙后，不必漱口。

方 14

药物：荆芥 30 克　羌活 15 克　胆矾 15 克　青盐 15 克　诃子 15 克　没石子 15 克　百药煎 30 克　川椒 15 克　白花 3 克　石膏 30 克　青矾 15 克　防风 30 克

用法：上十二味，共捣研为细末。每日取药末少许擦牙。

方 15

药物：皂角 2 条　黑铅 250 克　食盐 20 克

用法：上三味，将黑铅放锅中熔化，皂角切成一寸长左右的小段，放锅中与熔化了的铅同炒，待皂角炒焦黄后，退火放冷，取出加盐共研为细末。每天早、晚取药末擦牙。

方 16

药物：怀州皂荚 10 条　生姜汁　地黄汁各 30 毫升　青盐 15 克

用法：上四味，将生姜汁、地黄汁拌合均匀，刷在皂角上，置皂荚于火上炙烤，汁干后再刷再烤，直至二汁刷完，最后将皂荚烤焦，加青盐研为细末。每天取药末擦牙。

方 17

药物：雄燕子 1 只　泥鳅鱼 1 条　槐花 30 克　狼把草 30 克　酸石榴瓤 3 枚

用法：上五味，共放在一只瓦罐子内，用纸、盐泥紧封瓦罐，待泥干后，先用小火将罐子全部烤热，然后用十斤炭点燃煅烧通红，取出瓦罐放冷，将其中的药取出研为细末。每天取药末少许擦牙。

注：狼把草，为菊科植物狼把草的全草。

方 18

药物：生地 150 克　皂荚 3 根　酸石榴皮 90 克　硫黄 90 克

用法：上四味，将皂荚放火上烤黄，再同其余三味共捣研为细末，装于一瓷瓶中，放饭上蒸，待饭熟后取出，用蜂蜜调和，做成酸枣子大药丸。每天晚上取一丸，用生姜汁浸泡后擦牙。

方 19

药物：青盐 30 克　杏仁 60 克（去皮尖）　熟地 30 克　乌头 30 克　瓜蒌 1 个

用法：上五味，除瓜蒌外，其余各药共捣研为粗末备用。将瓜蒌自蒂部切一小盖，取出瓜蒌瓤，将药末装于瓜蒌内，盖上盖，用麻线固定，外用蚯蚓泥封固，阴干，若有裂缝，再用泥涂合，放炭火中煅烧，待烟将要出完时，取出，用黄土掩埋，候冷后取出，去掉泥土，研为细末。每日早、晚取药末擦牙。

方 20

药物：旱莲草　鹅不食草　熟地　马齿苋　酸石榴皮　海盐　青胡桃皮、没食子各 30 克　丁香 15 克　升麻 15 克　麝香少许

用法：上十一味，除丁香、麝香、升麻外，其余各药共研为细末，用大麦面调和，做成饼状，装于瓷瓶内，密封不让透气，放火中烧红，退火，待冷后取出药饼，加入丁香、麝香、升麻，共研为极细末。每天早晨及临睡前，取药末少许擦牙。

方 21

药物：马齿苋　牛地各 500 克　牛膝 120 克　黑芝麻 120 克　食盐 90 克　大皂荚 5 条　向东方伸展的桃、柳枝各 1 把　升麻 120 克

用法：上九味，马齿苋采回后阴十，皂荚去皮子，桃、柳枝切成短段。找一新平底锅，依照皂荚、桃、柳枝、升麻、牛膝、马齿苋、黑芝麻、食盐、地黄的先后次序将药放于锅中，锅上盖一新瓦盆，盆底钻三个小孔，孔上再盖一瓦片，盆与锅相合处用盐泥封固。从早晨九点开始用小火烘烧，烧至下午八点；去掉盖在小孔上的瓦片，用泥将小孔密封，改成大火烘烧，烧至晚上十点为止，停火放冷，第二天早晨揭开瓦盆，取药密贮于新瓷瓶内备用。每天早、晚取少许药研细，用柳枝点药擦牙。擦后闭口半小时，然后取清水漱口。

方 22

药物：皂角 50 条　没食子两对　熟地 90 克　胡桃肉 20 个　蛇蜕 2 条　食盐 360 克　川楝子　硇砂　青盐　地龙　白芷　酸石榴皮　川百药煎　黑牵牛　乌贼龟骨各 90 克　细辛威灵仙　藿香叶　当归　仙灵脾各 60 克

用法：上二十味，刮去皂角外层黑皮，地黄洗净烘干，蛇蜕烧灰。上药除皂角及细辛以下五味外，其余各药共捣研为粗末，取糖醋 1500 毫升，将药末均匀地搅拌醋中，再下皂角。然后用细辛以下五味药盖在上面，压一重物，使药物完全浸泡于醋中，每日翻动皂角一至二次。浸泡五日后，取出皂角放火上炙烤，烤干后再浸于醋中，再取出炙烤，如此反复进行，直至醋干。最后将皂角烤干，研为细末，每 30 克药末中加麝香少许同研为细末。每天早、晚取药末擦牙，上、下牙齿各擦五十

至七十次。

方 23

药物：秦椒　马齿苋　干漆　石榴皮　柳枝　生地　胡桃皮　白芷皮　桑白皮各 10 克

用法：上九味，共研为细末，装于一瓷瓶内，以食盐和泥封口，置于 5 千克木炭十煅烧，以炭烧完为止，待冷取出，研细备用。每日早、晚各取药末 2 克擦牙。

方 24

药物：鹅不食草　旱莲草　茜草根　晚蚕砂　白矾　青盐　皂荚　诃黎勒各 100 克

用法：上八味，共捣研为粗末，装于一瓷瓶内，外用盐泥封固，上端开一小口，置于 2500 克木炭中煅烧，以炭烧完为止，放冷取出，研细备用。每天早、中、晚各取药末 2 克擦牙，然后用热水漱口。

方 25

药物：槐枝　乌贼鱼骨　没石子　马齿苋　生地　胡桃　青橘皮　地黄花　皂荚　槲叶　葱须各 30 克

用法：上十一味，共研为粗末，装于瓷瓶内，放火中煅烧，待烟出尽后取出，放冷研为极细末。每日早、晚各取药末 2 克擦牙，然后用温水漱口。

方 26

药物：香附子　白茯苓　砂仁　丁香　川芎　蒺藜　百药煎　五味子　金丝矾　升麻　细辛　青盐　破故纸　檀香　甘松　石膏　胆矾　没石子　诃黎勒各 5 克　麝香少许

用法：上二十味，共研为极细末。每日早、晚各取药末 2 克擦牙，然后用温水漱口。

方 27

药物：猪牙皂角　生姜　升麻　熟地　木律　旱莲草　槐角子　细辛　青盐　荷叶各 10 克

用法；上十味，共研为粗末，装于瓷瓶内，用盐泥封固，放火中煅烧，待烟尽后，退火放冷，取出研为细末。每天早、晚各取药末 2 克擦牙。

方 28

药物：当归末适量　鲫鱼 1 条

用法：上二味，先将鲫鱼内藏去掉洗净，再填满当归末，以纸包裹，用泥封固，置火中煅烧成黑灰，去掉泥土，研为细末。每天早、晚各取药末 2 克擦牙，然后以水漱口。

方 29

药物：没石子　干马齿苋　旱莲草　石榴皮　黑芝麻　生地　柳皮取白　羌活去芦头　河黎勒皮　牛膝去苗　生姜皮　生胡桃皮　白芷各 0.3 克　青盐 15 克　皂荚 1 条（去皮，炙）

用法：上十五味，先共捣研为粗末，装于一瓷瓶内，盖严，用泥封固，放在炭火上烧红，取出待冷，均匀铺在一张纸上，将纸放在地下，用一盆子盖住药末，一夜后收起，再研为极细末备用。每用时，先用柳枝煎水漱口，再取药末 2 克擦牙。

## 六、头发焦枯、不生

### （一）病证

头发焦枯，不光泽；或脱落后不生。

### （二）治疗

方 1

药物：槐实（去皮）取黑色者，30 克　生地黄汁 1000 毫升　马牙硝 10 克　酥炼 30 克

用法：上四味，分别将槐实、马牙硝研细备用；再将地黄汁盛于一银质容器中，置火上，先下槐实末，再下马牙硝末。并不断搅拌，煎沸，当地黄汁煎去一半时，下酥炼，稍煎退火，倒于瓷盆中收贮备用。每晚临睡前，取枣核大一团，塞于鼻孔中。去掉枕头，伸展手足仰卧。

方 2

药物：旱莲草汁 2000 毫升　生芝麻油 660 毫升　牛乳 660 毫升

甘草 70 克

用法：上四味，将甘草切细，与其余三味共放于锅中，用小火煎煮，不断搅拌，至泡沫煎完为止，退火、放冷、去渣、澄清，装于一干燥容器中。每天夜晚令病人仰卧，每只鼻孔中各滴药液三五滴，稍停再滴，如此滴六遍。静卧两小时坐起，若口中有唾液时即吐去。

# 眩　　晕

## （一）病证

头晕目眩，常常因为烦劳或者是恼怒而加剧，面部潮红。性情急躁易怒，少睡，多梦，口苦，尿黄。

## （二）治疗

方

药物：嫩茶叶 60 克

用法：上一味，研为极细末，每用时，以一纸筒，取少许药末，放于病人鼻孔中，一日数次。

# 百　合　病

（一）病证

想睡不能睡，想吃不能吃，想行不能行；口苦，口渴，小便黄。

（二）治疗

方

药物：百合 100 克

用法：上一味，用水浸一夜，去渣，以水洗全身。

# 中　　风

## 一、痰闭清窍

### （一）病证

突然昏倒，不省人事，牙关紧闭。

### （二）治疗

方1

药物：郁金　藜芦各10克

用法：上二味，共研为细末，用水调和，涂敷于鼻孔中。

方2

药物：郁金　藜产　瓜蒂各10克

用法：上三味，共研为细末，用水调和，涂敷于鼻孔中。

方3

药物：北细辛4克

用法：上一味，研为细末，每用时，以一纸筒，取少许药末，放于病人鼻孔中。

方4

药物：北细辛1克　皂角10克

用法：上二味，共研为细末。每用时，以一纸筒，取少许药末，放于病人鼻孔中。

方5

药物：细辛（去叶）　皂角（去皮、弦）各30克　生半夏15克用法：上三味，共研为细末，瓷瓶收贮。每用时，以一纸筒，取少许药末，放于病人鼻孔中。

方 6

药物：南星　薄荷　皂角　细辛　半夏各 5 克

用法：上五味，共研为细末。每用时，以一纸筒，取少许药末，放于病人鼻孔中。若有喷嚏则预后较好，若无喷嚏则预后较差。

方 7

药物：黄踯躅 0.3 克　雄黄 0.3 克　北细辛 15 克

用法：上三味，先分别研为细末，再拌合均匀。每用时，以一纸筒，取少许药末，放于病人鼻孔中。

方 8

药物：牙皂（去皮、弦）10 克　生半夏　藜芦各 5 克　细辛　苦参各 2 克

用法：上五味，共研为细末。每用时，以一纸筒，取少许药末，放于病人鼻孔中。若有喷嚏预后较好，无喷嚏预后较差。

方 9

药物：巴豆仁 20 克

用法：上一味，用纸包裹捶打，使巴豆油浸入纸中，去巴豆，取纸捻作条状。或塞于鼻孔，或烧烟熏鼻内。

方 10

药物：巴豆仁 20 克　牙皂 10 克

用法：上二味，先用纸包裹巴豆仁捶打，使巴豆油浸入纸中，去巴豆，取纸备用，将牙皂研为细末，撒在浸有巴豆油的纸上，将纸捻作条状。或塞于鼻孔中；或烧烟熏于鼻孔内。

方 11

药物：白芥子 100 克

用法：上一味，以醋煎煮，取出研细，敷于颈周围，或敷于头部周围，外用纱布固定。

方 12

药物：屋梁上灰尘 20 克

用法：上一味，研为细末。每用时，以一纸筒，取少许药末，放于病人鼻孔中。

方 13

药物：生姜 1 块

用法：上一味，捣烂，用布包裹，擦额头正中部。

方 14

药物：人参　藜芦　细辛　川芎　生甘草各 3 克　石膏 15 克

用法：上六味，共研为细末。每用时，以一纸筒，取少许药末，放于病人鼻孔中。

方 15

药物：藜芦　皂角　明矾各 5 克

用法：上三味，共研为细末。每用时，以一纸筒，取少许药末，放于病人鼻孔中。

方 16

药物：玄胡（煅）6 克　牙皂 14 枚　青黛 1.5 克　麝香少许

用法：上四味，共研为细末，用清水调和，做成枣核大药丸若干粒。每用时，水磨一丸，滴于鼻孔，或涂于心口。

方 17

药物：北细辛　生南星　生半夏各 5 克　皂角略煨，去皮、弦，5 克

用法：上四味，共研为细末。每用时，以一纸筒，取少许药末，放于病人鼻孔中。

## 二、邪窜经络

### （一）病证

肢体半身不遂，口眼㖞斜，语言不利。

（二）治疗

方 1

药物：石菖蒲 15 克

用法：上一味，括净，捣研为细末。每用时，以一纸筒，取少许药末，放于病人鼻孔中。

方 2

药物：肉桂（去粗皮）15 克

用法：上一味，研为细末。每用时，以一纸筒，取少许药末，放于病人鼻孔中。

方 3

药物：生马头　绿矾各 15 克

用法：上二味，共研为细末。每用时，以一纸筒，取少许药水，放于病人鼻孔中。

方 4

药物：黄芪　羌活　威灵仙各 90 克　乳香　没药　琥珀各 40 克　肉桂 10 克

用法：上七味，共研为细末备用。每晚临睡前，先用温水洗净脐窝，取药末 6 克，用醋或黄汕调成糊状，烤热，敷于脐中，外用麝香风湿膏固定，然后用热水袋置于脐部约 30 分钟，第二天将脐部膏药去掉。第一周，每日一次，第二周，隔日一次。

方 5

药物：穿山甲（左瘫用左脚，右瘫用右脚）　川乌头　红海蛤各 60 克

用法：上三味，共研为细末备用，每次取药末 15 克，用生葱汁调和，做成药饼。每用时，取药饼一块，贴于患侧足心，外用纱布固定。将病人移于闭风房中坐定，取一盆热水放于患者足下，将敷药的一只脚放于热水中浸泡，令一细心的人扶持住病人；待要出汗时，病人周身有麻木感，并以周身汗出为好；若汗出病人不能支持时，急去掉药物。半月后再用一次。

方 6

药物：蜥蜴 6 克　海蛤 3 克　乌头（炮裂去皮脐）15 克

用法：上三味，共捣研为细末，加适量面粉，以水调和。分做成两丸。用时取葱白两根，从中分开，将药丸放于其中。分置于两脚心，外用纱布固定，然后将两脚浸泡于热水中；春夏两季浸泡至踝关节，秋冬季浸至膝关节。

注：蜥蜴，为蜥蜴科动物丽斑麻蜥的全体。

## 三、面瘫

### （一）病证

门眼突然㖞斜，涎从一侧口角流出，语言不利。肢体活动正常。

### （二）治疗

方 1

药物：生乳香　生没药各等分

用法：上二味，共研为细末。每用时，用棉球蘸药末少许，放于患侧鼻腔，以手堵住另一侧鼻孔，用力吸药粉，每日三次。

方 2

药物：巴豆仁 7 粒

用法：上一味，捣研如泥：口眼向左歪，涂药于右手心；口眼向右歪，涂药于左手心。然后取一杯热水，用涂有药的手握固，水冷后去掉药物，并抽扯中指数次。

方 3

药物：磁石（煅，醋淬一遍）0.3 克　石硫黄 3 克　蓖麻子（去壳）15 粒　干萵苣根 9 克　芸苔子 15 克

用法：上五味，共捣研为细末，加适量面粉，用醋调和。做成药丸。口向左歪，将药丸放于右侧手心；口向右歪，将药丸放于左侧手心，并用一盛有热水的碗压在药上。

方 4

药物：生乌头　绿矾各等分

用法：上二味，共研为细末。每用时，以一纸筒，取少许药末，放于病人鼻孔中。

方 5

药物：衣鱼

用法：上一味，口向左歪，取衣鱼摩擦右耳下；口向右歪，取衣鱼摩擦左耳下。

注：衣鱼，为衣鱼科昆虫衣鱼的全虫。

## 四、类中风

### （一）病证

病人自觉从头部麻至足心，或从脚麻至膝部。

### （二）治疗

方

药物：吴茱萸 10 克

用法：上一味，研为细末，用热醋调和，敷两足心，外用纱布固定。一周换药一次。

# 痫　　证

## （一）病证

突然惊叫一声，随即昏倒，不省人事，口吐涎沫，牙关紧闭，目睛上视，四肢抽搐，后即苏醒如常。

## （二）治疗

方 1

药物：胆矾 30 克

用法：上一味，放火中煅烧存性，研为细末。每发时，以一纸筒，取少许药末，放于病人鼻孔中，涎出即愈。

方 2

药物：丹参　薄荷　麦冬各 60 克　茯神　天麻　贝母　半夏　陈胆星　橘红各 30 克　郁金 45 克　明矾 24 克　远志 21 克　全蝎　僵蚕　甘草　牙皂各 15 克　朱砂 9 克　琥珀　雄黄各 6 克　石菖蒲 90 克　姜汁　竹沥各 250 毫升　广角少许

用法：上二十三味，除姜汁、竹沥外，其余各药共研为细末，以姜汁、竹沥调和，做成枣子大药丸。临用时取一丸，另用姜汁化开，反复擦胸部。

方 3

药物：皂角 3 条

用法：上一味，捶碎绞取汁，煎熬成膏，摊在纸上，晒干。每用时，取一寸见方大一块，放于温浆水中浸洗，去纸。以一筷子蘸药液三五滴滴于鼻孔中，口咬筷子头，让痰涎流尽。

方 4

药物：肥皂荚500 克

用法：上一味，去掉皮弦，切碎，用酸浆水浸泡，使皂荚恰好淹没为度，春秋季浸泡四天，夏季浸泡二天，冬季浸泡七天。然后搓揉去渣，将汁液倒于一砂罐中，以小火慢慢煎熬。并用槐、柳枝不断搅动，熬成膏，取出，摊在一块厚纸上，阴干收贮备用。每用时，剪下手掌大一片，放温浆水中浸洗，去掉纸，用一筷子蘸药液三五滴滴于鼻孔中。稍时有痰涎流出，若想止住痰涎，可饮温盐水一、二口。忌鸡、鱼、生硬、温面等食物。

# 癫　狂

## （一）病证

癫病以沉默痴呆，语无伦次为主；狂病以躁妄打骂，动而多怒为主。

## （二）治疗

方

药物：丹参　麦冬　薄荷各60克　茯神　天麻　贝母　半夏　陈胆星　橘红各30克　郁金45克　明矾24克　远志21克　全蝎　僵蚕　甘草　牙皂各15克　朱砂9克　琥珀　雄黄各6克　石菖蒲90克　姜汁　竹沥各250毫克　广角少许

用法：上二十三味，除姜汁、竹沥外，其余各药研为细末，以姜汁、竹沥调和，做成枣子大药丸若干粒收贮备用。临用时取一丸，另以姜汁化开，反复擦前胸。

# 自汗、盗汗

## （一）病证

病人不因劳累、大热、穿衣过多，而自然汗出者，称为自汗；病人入睡时汗出，醒后即止者，称为盗汗。

## （二）治疗

方 1

药物：五倍子 20 克

用法：上一味，研为细末，用唾液调和，做成饼状。临睡前置于脐中，外用普通膏药固定。

方 2

药物：五倍子 20 克

用法：上一味，研为细末，用人乳调和，蒸熟，做成药饼。临睡前置于脐中，用核桃壳盖住，外用纱布固定，第二天起床时取下。如此用十日后即止。

方 3

药物：五倍子 15 克　白矾 10 克

用法：上二味，共研为细末，用唾液调和，做成饼状，临睡前放于脐部，外用纱布固定。

方 4

药物；郁金 20 克

用法：上一味，研为细末，用水或蜜调和，临睡时涂敷于两乳，外用纱布覆盖，胶布固定。

方 5

药物：何首乌 20 克

用法：上一味，研为细末，以水调和，临睡时涂敷于脐部，外用纱布覆盖，胶布固定。

# 虚　　劳

（一）病证

藏府亏损，阴阳气血不足，少气懒言，肢体倦怠，腰膝疼痛，面色萎黄，头昏眼花，失眠多梦，畏寒肢冷等。

（二）治疗

方 1

药物：大附子 1 个（炮）　吴茱萸　桂皮　木香　蛇床子各 15 克　马兰子 30 克

用法：上六味，共研为极细末，加入等量的白面，用生姜汁煎成膏状，摊在纸上，每用时取一张，临卧时贴于脐部，以油纸覆盖，外用纱布固定。第二天早晨揭去洗掉，晚上睡前再贴。

方 2

药物：丁香　荜茇　干姜　牡蛎各等分

用法：上三味，烧灰存性，将药灰置于手中，用唾液调和成泥状，均匀地敷于手掌中，然后以手掩盖住阴部，自至变暖出汗为上。

方 3

药物：附子尖　乌头尖　南星　朱砂各 7.5 克　雄黄　丁香各 4.5 克　干姜 3 克　樟脑　冰片各 1 克　麝香少许

用法：上十味，共研为细末，以蜂蜜调和，做成枣子大药丸备用。每用时取一丸，用生姜汁化开。先用手蘸药摩擦腰部至发热，然后将剩余的药敷贴于腰部，以纱布覆盖，胶布固定。

注：本方中还可加吴茱萸、肉桂。

方 4

药物：木香　丁香　零陵香　制附子　沉香　吴茱萸　炮姜　硫黄（研）　肉桂　白矾（烧枯，研）各 30 克　麝香（研）　轻粉（研）各少许

用法：上十二味，除硫黄、白矾、麝香、轻粉外，其余各药共捣研为细末，再同硫黄、白矾、麝香、轻粉合研均匀，炼蜜调和，做成芡实大药丸若干粒。每用时取一粒，加生姜汁、水煎煮，化破，以手指研合，令病人坐于温室中，蘸药摩腰上，以药完为止，然后用棉布裹住病人腰肚。

方 5

药物：大黄 120 克　玄参　生地　当归　赤芍　白花　官桂各 60 克　升麻　陈皮各 30 克　麻油 1000 克　黄丹 430 克

用法：上十一味，除麻油、黄丹外，其余九味装于一布袋内，封口，放于麻油小煎熬，待油煎至滴水成珠时，捞起药袋，下黄丹收膏，摊成膏药，每用时，取膏药一张，贴于膻中穴。

# 颈 项 病

（一）病证

颈项强硬不舒，不能左右转侧。

（二）治疗

方 1

药物：黑豆 2500 克

用法：上一味，置锅中加水蒸融，取出，以布包裹为枕，睡时以之枕头。

方 2

药物：硼砂 10 克

用法：上一味，研为极细末。用灯心蘸药点眼睛四角，眼泪流出时即觉轻松，连点三次即愈。

# 丹　　毒

## （一）病证

皮肤某部忽然变红，如丹涂脂染，灼热疼痛，边缘清楚，稍高出正常皮肤。

## （二）治疗

方 1

药物：硝石　白面各 10 克

用法：上二味，共研为细末，用井水调和成糊状。临睡时涂于脚心，外以纱布覆盖，胶布固定。

方 2

药物：大黄　黄柏　黄连各 10 克

用法：上三味，共研为细末，用猪胆汁调和，涂敷头顶、心口及脚心，外以纱布覆盖，胶布固定。

# 疥　　疮

（一）病证

本病常发生于皮肤折缝部位，如指缝、手腕、肘部屈侧、女子乳房下、小腹、臀部、腋、腰及男子生殖器等处。局部皮肤上可见一条条细小黑线，以及像针头大小的丘疹或水泡，微红奇痒，遇热及夜间更甚，搔后常有搔痕，往往可以引起脓疱。

（二）治疗

方

药物：马兜铃子 45 克　白矾 7.5 克　硫黄 9 克

用法：上三味，共研为细末，用清油调匀，涂于两手上。搓热，用口向手中哈气，并用鼻闻吸药气。

# 痈　　疽

## 一、内痈

### （一）病证

心、肝、肺、肾、胃、大小肠等藏府均可生痈。肺痈初起时病人嚼生黄豆无腥味感。

### （二）治疗

方

药物：杏仁30克　玄参15克　蛇蜕　蜂房　乱发各7.5克　大黄9克　皂角刺9克　麻油200克　黄丹95克

用法：上九味，除麻油、黄丹外，其余各药共装于一布袋中，封口，放麻油中煎熬，待油煎至滴水成珠时，捞出药袋，下黄丹收膏，摊成膏药，每用时取膏药一张，贴于脐部。

## 二、发背

### （一）病证

生于背部，手可触摸的上、中、下三处。初起形如粟米，焮红麻痒，周身拘急，往来寒热，数日后突然肿大，若漫肿塌陷，焦枯紫黑者为逆。

（二）治疗

方

药物：胡椒30克　明矾　火硝　黄丹各9克　麝香少许

用法：上五味，共研为细末，用蜂蜜调和，分做成两丸。若病在左，令病人左手握一丸；病在右，令病人打手握一丸，病在中，令病人左右手各握一丸。

# 杨　梅　疮

## （一）病证

初起有轻微发热，骨节疼痛等，2～3 天后出现皮疹。若形状如黄蜡，破烂肉翻的，名翻花杨梅；形如赤豆，嵌入肉内的，名杨梅豆；形如风疹的，名杨梅疹；先起红晕，后起斑片的，名杨梅斑。

## （二）治疗

方 1

药物：银朱　官香各等分

用法：上二味，共研为细末，撒在纸上，将纸卷作捻子。点燃，放在一小桶中，令病人口鼻对着桶口吸烟，一日一次，七日为一疗程。

方 2

药物：银朱 6 克　孩儿茶 3 克　龙挂香 3 克　皂角子 3 克

用法：上四味，共研为细末，撒在纸上，将纸卷作捻子。点燃，放在小桶内，令病人口鼻对着桶口吸烟。

方 3

药物：水银　白锡　百草霜各 3 克

用法：上三味，先将白锡熔化，再下水银、百草霜，退火研为细末，取九块约一寸见方的纸片，将药末均匀地撒在纸片上，卷作九根纸捻。每日早、中、晚各取纸捻一根点燃，另取一纸卷作圆锥状，尖端开一小口，罩住纸捻。令病人含水一口，男左女右将鼻孔对准小口熏吸，口中水变温时，吐出再换。

方4

药物：黑铅　水银各3克　朱砂　乳香　没药各1.5克　血竭　雄黄　沉香各1克

用法：上八味，共研为细末，取七块约一寸见方的纸片。将药末均匀地撒在纸片上，卷作七根纸捻。用时令病人坐在床上，双脚包裹，另用一床单盖住全身，取纸捻一根，放在香油中点燃，置于病人面前，令病人含凉水一口，以鼻吸烟，口中水变温时，吐出再换。

方5

药物：黑铅2.5克　水银3克　轻粉3克（炒）　白矾　雄黄各3克　枣肉15克

用法：上六味，先将黑铅放锅中熔化，再下水银结成药饼，取出同轻粉，白矾、雄黄共研为细末，再加枣肉捣匀，分做成六丸。每用时取一丸，放在火笼中燃烧，用毛巾将病人头部裹住，令病人看着燃烧的药丸，并以口去吹。第一天早、中、晚各烧一丸，第二天早、中、各烧一丸，第三天早晨烧一丸。用药后三五日内，若口中有涎流出，表明中毒，当用黄连、绿豆煎汤内服解毒。

# 脚气冲心

## （一）病证

脚气攻注，呼吸急促，心烦心悸，呕吐，甚至神志恍惚等。

## （二）治疗

方 1

药物：大水螺 1 个　食盐 3 克

用法：上二味，共捣烂如泥，敷贴于病人脐下一寸三分处，外用纱布固定，另备一痰盂待便。

方 2

药物：大水螺 4 个

用法：上一味，捣烂，分别敷贴于两大腿内侧，外用纱布固定。

# 筋骨疼痛

（一）病证

劳累过度，或受水湿侵袭，全身筋骨疼痛，懒于活动。

（二）治疗

方

药物：轻粉 3 克　枯矾 12 克

用法：上二味，共研为细末，取一块约二寸见方的纸片，将药末均匀地撒在纸片上，卷成药捻，蘸香油点燃，熏病人脐部，然后卧床盖被取汗。

# 跌打闪挫

## 一、腰部扭伤

### （一）病证

因跌打闪挫，扭伤腰部，而致腰胀腰痛，或痛如锥刺，不能转侧俯仰。

### （二）治疗

方1

药物：火硝　雄黄各3克

用法：上二味，共研为极细末。以一纸捻蘸药末，点眼角内。

方2

药物：西瓜皮250克

用法：上一味，阴干，研为细末，收贮备用。每用时，以一纸捻蘸少许药末，男左女右点于两眼角内。

方3

药物：硼砂10克

用法：上一味，研为极细末。每用时，以一灯心蘸少许药末，点于眼四角内。

方4

药物：枯矾5克

用法：上一味，研为细末，配成1%～20%的水溶液，过滤消毒。每用时取水溶液滴患者两眼内，每只眼睛内滴2～3滴，即令患者闭口，并转动眼球数次。

方5

药物：木香15克　麝香少许

用法：上二味，共研为细末。每用时，以一纸筒，取少许药末，放于病人鼻孔中。

方6

药物：香附子150克　生姜90克　青盐60克

用法：上三味，先绞取生姜自然汁，装于一瓷碗中，将香附放于其中浸泡一夜，取出炒黄，同青盐共研为细末。每用时，以牙刷取药末擦牙。

## 二、瞳仁不正

### （一）病证

小儿因跌打损伤、受惊，以致瞳仁不正，看东则见西，看西则见东。

### （二）治疗

方

药物：石楠叶（以雌者更好）60克　甜瓜蒂7个　藜芦1克

用法：上三味，共研为细末。每用时，以一纸筒，取少许药末，放于病人鼻孔中。一日三次。

# 虫兽咬伤

## （一）病证

伤后局部疼痛，甚至红肿。

## （二）治疗

方 1

药物：雄黄 5 克　芒硝 5 克　冰片 3 克　麝香少许

用法：上四味，共研为极细末。每用时，以一纸捻蘸少许药末，点于两大眼角。

方 2

药物：雄精　火硝（漂）各 10 克　麝香少许　冰片 1 克

用法：上四味，先分别研为细末，过筛除去杂质，再合研为极细末，至研时听不到声音为止，装于瓷瓶内蜡封备用。每用时，以一纸捻蘸少许药末，点于两大眼角内。一日二次。若为蛇咬伤，伤处干燥时，可涂以唾液，忌食赤豆百日；若为狂犬咬伤，伤处可用糯米水洗。点药时忌食猪头、颈肉、猪蹄、雄鸡、鲫、鲤鱼、芫荽等。

注：本方中有时可加九制炉甘石 3 克。

# 蝎子螫伤

## （一）病证

螫伤局部疼痛难忍。

## （二）治疗

方 1

药物：乌鱼骨 30 克　白矾 6 克

用法：上二味，共研为极细末。每用时，以一纸筒，取少许药末，放于咬伤部位对侧的鼻孔中。

方 2

药物：荜茇　轻粉　蕤仁　木鳖子各 10 克

用法：上四味，共捣研为细末。每用时，以一纸捻取少许药末，点于咬伤对侧的眼睛内。

注：蕤仁，为蔷薇科植物单花扁核木的干燥成熟果核。

方 3

药物：豹头骨（炙）　板兰子　荜茇各 1 克

用法：上三味，共研为极细末。每用时，以一灯心，蘸药末少许，男左女右，点于病人大眼角内。

方 4

药物：藜芦（去芦头）　猪牙皂角（酥炙去皮）　丁香　蜀葵花蕊　荜茇各 15 克

用法：上五味，共研为细末。每用时，以一纸筒，取少许药末，放于病人伤处对侧的鼻孔中。

# 蜈蚣咬伤

## （一）病证

咬伤的局部疼痛。

## （二）治疗

方

药物：雄黄 5 克　芒硝 5 克　冰片 3 克　麝香少许

用法：上四味，共研为细末。每用时，以一纸捻，取少许药末，点于两大眼角内。

# 疝　　气

（一）病证

少腹疼痛，向下牵引睾丸，或睾丸肿大疼痛。

（二）治疗

方 1

药物：肉桂 15 克

用法：上一味，研为细末，将药末填于脐中，外用纱布覆盖，胶布固定。

方 2

药物：川楝 10 克　茴香 15 克

用法：上二味，共研为细末，用烧酒调和，敷于脐下，外用纱布覆盖，胶布固定。

方 3

药物：雄黄　朱砂　木香　沉香　丁香　桂皮　鸦片灰各 5 克　麝香少许

用法：上八味，共研为细末，用人乳调和，做成核桃仁大药丸，放于脐部，外贴暖脐膏固定。

方 4

药物：草乌　栀子各 15 克

用法：上二味，共研为细末，用葱汁调和，敷于两太阳穴，外用普通膏药固定。

方 5

药物：芫荑 15 克　食盐 15 克

用法：上二味，共捣和均匀。取枣子大一团，用布包裹，塞入肛门。若有败水外流或放屁，为佳兆。

方 6

药物：吴茱萸　川楝子各 9 克　小茴香 12 克

用法：上三味，共研为细末，敷于脐部，外用纱布固定。

# 乳部疾病

## 一、乳痈

### （一）病证

初起乳房肿胀疼痛，渐渐乳块增大红肿，甚至化脓溃破，恶寒发热。

### （二）治疗

方 1

药物：生半夏 1 粒

用法：上一味，捣烂，用纱布包裹成花生米大药栓，塞入一侧鼻孔中，当鼻内有热辣感时即取出，塞入另一侧鼻孔中，一般在半天内即可使乳房肿消痛止。

方 2

药物：生半夏 10 克

用法：上一味，研为细末。每用时，以一纸筒，取少许药末，放于病人鼻孔中。

方 3

药物：生南星 1 粒

用法：一上一味，捣烂，用细纱布包裹成花生米大药栓，塞入一侧鼻孔中，当鼻内有热辣感时即取出，塞入另一侧鼻孔中，一般在半天内即可使乳房肿消痛止。

方 4

药物：新鲜蛇莓草 1 小握

用法：上一味，捣烂，捏成鼻孔大小的长圆形小团若干粒。每用时取一粒，塞入患乳对侧的鼻孔中，2～3 小时换药一次，三天为一疗程。

## 二、乳疖

### （一）病证

生长在乳房上的小疖肿，色红，热痛，根浅，脓出即愈。

### （二）治疗

方

药物：陈半夏　连须葱白各 10 克

用法：上二味，共捣烂，每用时，取指头大一团，用纱布包裹，塞入患乳对侧的鼻孔中。

## 三、乳核

### （一）病证

乳房中生有肿块，形如梅李，硬而不痛，推之可移，皮色不变，有时随情志变化而消长。

### （二）治疗

方 1

药物：生半夏 10 克　葱白 1 寸左右长

用法：上二味，共捣烂如泥，取芡实大一团，用细布包裹，塞入病变乳房对侧的鼻孔中。

方 2

药物：生半夏　巴豆仁　细辛各 5 克　葱白 1 寸左右长

用法：上四味，共捣烂如泥。每用时，取枣核大一团，用细布包裹，安置于鼻孔下，用胶布固定，令病人经常嗅闻。

方3

药物：巴豆仁10克　冰片5克　雄黄5克

用法：上三味，先将巴豆仁、冰片研细，以米饭拌和为丸，另将雄黄研细为衣，贴于眉心，外用普通膏药固定。

## 四、乳癌

### （一）病证

乳房部生有大小不等的肿块，高低不平、质地坚硬、不痛不痒、不红不热，以后逐渐长大，经年累月，始有疼痛。

### （二）治疗

方

药物：大半夏1粒　葱白1寸

用法：上二味，共捣烂如泥，做成芡实大药丸，用细布包裹，塞入病变乳房对侧的鼻孔中。

## 五、乳缩

### （一）病证

妇女乳头突然向里缩入。

### （二）治疗

方

药物：公鸡1只约300克左右　麝香少许

用法：上二味，先急用两手紧紧抓住乳头，将公鸡连毛破开，去掉内藏，放麝香于鸡肚内，乘热覆盖于病人肚脐上。

## 六、乳悬

### （一）病证

妇女大怒，乳头忽然向下延长，有的拖长一二尺。

### （二）治疗

方

药物：蓖麻子 49 粒　麝香少许

用法：上二味，共捣烂如泥，敷于头顶，外用纱布固定，待乳头上收后，急去掉药物。

# 闭　经

## 一、寒湿经闭

### （一）病证

月经数月不来，小腹冷痛，胸闷，大便稀薄。

### （二）治疗

方

药物：皂角 1 条（去皮，弦，子）　巴豆 1 粒（去壳）　杏仁 2 个（去皮尖）

用法：上三味，共研为细末，用唾液调和成团，以细纱布包裹，留一尾巴。用时放于阴道中约二寸深的部位，待红、黄水流完时取出。

## 二、血瘀经闭

### （一）病证

月经数月不来，小腹胀硬疼痛，甚至败血冲心，神昏，不省人事。

### （二）治疗

方 1

药物：半夏 15 克

用法：上一味，研为细末。每用时，以一纸筒，取少许药末，放于病人鼻孔中，立刻便会醒来。

方 2

药物：红花 100 克

用法：上一味，煎水，以蒸气熏病人，自然会醒。

方 3

药物：红花 50 克　食醋 200 毫升

用法：上二味，一同煎煮，趁热熏病人鼻孔。

方 4

药物：党参　当归　生地　杜仲　续断　桑寄生　地榆　砂仁　阿胶各 30 克　熟地 60 克　蚕砂（炒）45 克　麻油 750 克　黄丹 360 克　黄蜡 60 克　紫石英（煅）　赤石脂（煅）　龙骨（煅）各 21 克

用法：上十七味，先将紫石英以下三味共研为细末备用。再将蚕砂以上十一味药装于一布袋中，封口，放于油中煎熬，待油煎至滴水成珠时，捞出药袋，下黄蜡、前药末及黄丹，搅拌均匀收膏，摊成膏药。每用时，取膏药一张，贴于丹田穴。

# 月经不调

（一）病证

月经周期失常，或者提前，或者退后，或者时前时后。

（二）治疗

方

药物：新鲜益母草 120 克　党参　当归　制香附　丹参　熟地　白术　五灵脂（炒）　生地各 60 克　陈皮　青皮　乌药　柴胡　丹皮　地骨皮　川芎　酒芍药　半夏　麦冬　黄芩　杜仲　续断　玄胡　红花　川楝　苍术各 30 克　没药　远志　枳壳（炒）　吴茱萸　黄连　厚朴　茴香　木通　木香　肉桂　甘草各 15 克　炮姜 9 克　牛皮胶 60 克　雄乌骨鸡骨 1 具　麻油 2000 克　黄丹 980 克

用法：上四十二味，除牛皮胶、麻油、黄丹外，其余各药共装于一布袋内，封口，放于麻油中煎熬，待油煎至滴水成珠时，捞出药袋，下黄丹收膏，另将牛皮胶蒸化，兑于前药膏中，搅拌均匀，退火，摊成膏药。每用时，取膏药一张，贴于脐下。

# 崩　　漏

（一）病证

月经量过多，或淋漓不尽，精神疲倦，少气懒言。

（二）治疗

方

药物：蚕砂　灶心土　牛皮胶各 15 克

用法：上三味，共研为细末，以烧酒调和，做成饼状，置于脐下，外用纱布固定。

# 赤白带下

（一）病证

妇女阴道中常流出一种黏腻的液体，颜色或白或红，绵绵不断。

（二）治疗

方 1

药物：当归　赤芍　白芍　白附子　白芷　生地　熟地　炮甲　木鳖子　巴豆仁　蓖麻仁　三棱　莪术　续断　五灵脂　肉桂　玄参各 30 克　乳香　没药各 36 克　麝香少许　阿魏 60 克　麻油 1060 克　黄丹 520 克

用法：上二十三味，除麻油、黄丹外，其余各药共装于一布袋内，放于麻油中煎熬，待油煎至滴水成珠时，捞出药袋。下黄丹收膏，摊成膏药备用。每用时，取膏药一张，贴于丹田穴。

方 2

药物：白檀香　羚羊角各 30 克　沉香　零陵香　白芷　马兜铃　木鳖子　甘松　升麻　血竭　丁香各 15 克　麝香少许　艾绒 100 克

用法：上十三味，除艾绒外，其余各药共捣烂，再与艾绒拌合均匀，装于一布袋内，当作兜肚兜于肚脐部。

方 3

药物：大附子　大茴香　小茴香　公丁香　母丁香　木香　升麻　五味子　甘遂　沉香各 15 克　麝香少许　艾绒 100 克

用法：上十二味，除艾绒外，其余各药共捣烂，再与艾绒拌和均匀，装于一布袋内，当作兜肚，兜于脐下丹田部位。

方 4

药物：倭硫黄 18 克　母丁香 15 克　麝香少许　独蒜 20 克

用法：上四味，共捣烂如泥，做成黄豆大药丸，外用朱砂为衣。每用时，取一粒，放于脐眼中，外贴一张红锻膏。

方 5

药物：硫黄　丁香　胡椒　杏仁各 5 克　麝香少许　大枣去核，5 枚

用法：上六味，共捣研如泥，做成如枣核大药丸。每用时，取一丸，放于脐中，外贴一张红锻膏。

方 6

药物：胡椒　硫黄各 10 克

用法：上二味，共研为细末，溶化黄蜡拌和为丸。每用时，将药丸放于脐中，外贴一张红锻膏。

方 7

药物：附子尖　乌头尖　南星　朱砂各 7. 5 克　雄黄　丁香各 4. 5 克　干姜 3 克　樟脑　冰片各 0. 3 克　麝香少许

用法：上十味，共研为细末，以蜂蜜调和，做成黄豆大药丸备用。每用时，取一丸，用姜汁化开，以手蘸药摩擦病人腰部，直至发热，然后将剩余的药敷贴于腰部，外用纱布固定。

注：本方中还可加吴茱萸、肉桂。

方 8

药物：鸡冠花（醋炙）　红花酒（炒）　荷叶灰　白术　茯苓　陈壁土　车前子各 3 克

用法：上七味共研为细末，用烧酒或米汤调和，敷于脐部，外用纱布覆盖，胶布固定。

方 9

药物：党参　当归　生地　杜仲　续断　桑寄生　地榆　砂仁　阿胶各 30 克　熟地 60 克　蚕砂 45 克　麻油 750 克　黄丹 360 克　黄蜡 60 克　紫石英（煅）　赤石脂（煅）　龙骨（煅）各 21 克

用法：上十七味，先将紫石英以下三味共研为细末备用，再将蚕砂

以上十一味，装于一布袋内，封口，放于麻油中煎熬，待油煎至滴水成珠时，捞出药袋，下黄蜡及前药末，搅拌均匀，最后下黄丹收膏，摊成膏药。每用时，取膏药一张，贴于丹田穴。

# 子宫脱垂

（一）病证

妇女子宫常下垂到阴道口，或挺出阴道口外，自觉小腹部有下坠感。

（二）治疗

方 1

药物：全蝎 20 克

用法：上一味，研为细末。每用时，以一纸筒，取少许药末，放于病人鼻孔中。

方 2

药物：生半夏 10 克

用法：上一味，研为细末。每用时，以一纸筒，取少许药末，放于病人鼻孔中。

方 3

药物：蓖麻仁 30 克

用法：上一味，捣烂，用醋调成糊状，敷脐部，外用纱布固定。

# 梦与鬼交

（一）病证

女子常常夜梦与鬼交合，精神疲惫，羞与人言。

（二）治疗

方 1

药物：安息香　硫黄各 20 克

用法：上二味，共研为细末，以水调和，分作四丸，阴干备用。每用时，取一丸，放于铁盘中，点燃，以烟熏丹田穴。

方 2

药物：雄黄末 30 克　松脂 60 克

用法：上二味，先将松脂溶化，再将雄黄末撒于松脂中。搅拌均匀，退火收贮备用。每用时，于临睡前，以被裹住病人，露出头部，令病人坐于一高脚椅上。取上药约鸡蛋大一团，放于香炉中，点燃后将香炉置于病人椅下，让烟熏病人。

# 宫寒不孕

## （一）病证

婚久不孕，腰瘦腿软，精神疲惫，小便清长。

## （二）治疗

方 1

药物：麝香少许　皂荚（去皮、弦、子）3 克　蜀椒 0.6 克

用法：上三味，共研为细末，以蜂蜜调和，做成酸枣仁大药丸，以布包裹，系一稍长的线。每用时，将药丸放于阴道内，线留于阴道外，便于取出，一日换药一次。

方 2

药物：蛇床子　石盐　细辛　干姜　土瓜根各 15 克

用法：上五味，共研为细末，以蜂蜜调和，做成枣子大药丸备用。每用时，取一丸，用布包裹，系一根稍长的线，便于取出。将药丸放于阴道内，线留于阴道外，一日换药一次。用药期间禁止房事。

注：石盐，为硫化物类矿物毒砂的矿石。

方 3

药物：蛇床子　芫花各 30 克

用法：上二味，共研为细末，以蜂蜜调和，做成枣大药丸，用细纱布包裹，系一根稍长的线，便于取出。每用时，取一丸，放于阴道内，线留于阴道外，小便时取出，便完后再放人。一日换药一次。

方 4

药物：吴茱萸　蜀椒各 30 克

用法：上二味，共研为细末，以蜂蜜调和，做成枣子大药丸，用细纱布包裹，系一根稍长的线。每用时取一丸，放于阴道内，线留于阴道外，便于取出，一日换药一次。

# 瘕　　证

## 一、黄瘕

### （一）病证

妇人左胁下有积块，身重，不想吃，腰与背牵拉疼痛，少腹拘急，向下牵引阴中，月经不利，不孕等。

### （二）治疗

方

药物：皂荚30克（去皮，子，炙）　蜀椒30克　细辛1.5克

用法；上三味，共研为细末，装于一三角形布袋内，袋长两寸左右，如指粗细，系一根稍长的线。每用时，将药袋放于阴道中，线留于阴道外，便于取出。若病人感觉心闷时，就取出，心闷消失后再放入。待败血流尽后取出药袋，用温水浴洗外阴。三天内禁房事及生冷食物。

## 二、青瘕

### （一）病证

妇人左右胁下均有积块，两脚挛急，饮食减少，多梦，手足肿，面目黄，大小便难，月经不调或过多，不孕。

### （二）治疗

方

药物：戎盐 10 克　皂荚 15 克（去皮、子，炙）　细辛 30 克

用法：上三味，共研为细末，装于一如指粗细，约三寸长的三角形布袋中，封口，系一根稍长的线。每用时，将药袋放于阴道中，线留于阴道外，以便取出，阴道中当有清如葵汁样的液体流下。然后如产妇一样调养。

## 三、血瘕

### （一）病证

妇人小腹部有积块，坚硬如石，腰痛不能俯仰，少腹拘急疼痛，月经时来时止，不孕。

### （二）治疗

方

药物：大黄　当归各 15 克　山茱萸 30 克　皂荚 30 克（去皮、子，炙）　细辛　戎盐各 3 克

用法：上六味，共研为细末，用香油调和，做成如指大药丸，以细布包裹，系一根稍长的线。每用时，将药丸放于阴道中，线留于阴道外，便于取出。令病人正坐许久，其瘕当下。然后如产妇一样调养。

## 四、脂瘕

### （一）病证

妇人腹部生有积块，支撑胀满疼痛。下牵少腹，腰背刺痛，食欲不振，头晕，少气，大小便便血，月经时来时止，不孕。

### （二）治疗

方

药物：皂荚（去皮、子，炙）　吴茱萸　当归各30克　蜀椒60克　细辛（炒）　矾石（烧）　五味子各1克　大黄　戎盐各60克　干姜30克

用法：上十味，共研为细末，装于一指头粗细，约三寸长的布袋中，封口，系一根稍长的线。每用时，将药袋放于阴道中，线留于阴道外，以便取出。让病人随意坐卧，但不能步行。若要小便时取出药袋，便完后再取一新药袋，放于阴道中。

# 护　　胎

## 一、体弱胎动

### （一）病证

孕妇体质虚弱，妊娠数月，腰瘦腹胀，小腹下坠，阴道出血，胎动不安。

### （二）治疗

方 1

药物：人参　当归　白术　川芎　黄芩　防风　荆芥　陈皮　生甘草　紫草　赤芍　柴胡　白芷　干葛根　砂仁　糯米　阿胶各 15 克

用法：上十七味，共置一砂罐中煎点数沸，滤汁盛于一盆内。如此煎熬三次，将三次药汁和合，用小火慢慢煎熬，浓缩成膏，收贮备用。每用时，取药膏一酒盅，敷于脐部，外以纱布覆盖，胶布固定。三日换药一次。

方 2

药物：生地 24 克　当归　黄芩（炒）　益母草各 30 克　白术　续断各 18 克　酒芍药　黄芪 15 克　甘草 9 克　麻油 1000 克　白蜡 30 克　黄丹 465 克　龙骨（煅）30 克

用法：上十三味，先将煅龙骨研为极细末备用。再将甘草以上九味共装一布袋内，封口，放于油中煎熬，待油煎至滴水成珠时，捞起药袋，依次下龙骨末、白蜡，黄丹收膏，摊成膏药。每用时，取膏药一张，贴于丹田穴，十四日换药一次，临产前一月换药一次。

注：本方中的白术可用肉苁蓉代替。

方 3

药物：党参 当归 生地 杜仲 续断 桑寄生 地榆 砂仁 阿胶各 30 克 熟地 60 克 蚕砂（炒）45 克 麻油 1000 克 黄丹 460 克 黄蜡 60 克 紫石英（煅） 赤石脂（煅） 龙骨（煅）各 21 克

用法：上十七味，先将紫石英以下三味研为细末备用。再将蚕砂以上十一味共装于一布袋内，放于麻油中煎熬，待油煎至滴水成珠时，捞起药袋，依次下前药末、黄蜡、黄丹收膏，摊成膏药。每用时，取膏药两张，贴于两腰眼，七日换药一次，三个月以后，半月换药一次，直至临产。

## 二、发烧胎动

### （一）病证

妇女怀孕时，感受外邪，或其他疾病所致发烧，而引起胎动不安。

### （二）治疗

方 1

药物：灶心土 30 克

用法：上一味，研为细末，以水调和，敷于肚脐下三寸的部位，干后即换。

方 2

药物：井底泥 1 团

用法：取新鲜井底泥，调和，敷于心下，干后即换。

方 3

药物：灶心土 15 克 青黛 10 克 井底泥 1 团

用法：上三味，先将灶心土、青黛共研为细末，再加入井底泥调和，敷于脐下，干后即换。

方 4

药物：吴茱萸 15 克

用法：上一味，研为细末，用温醋调和，做成饼状，贴于两足心，外用纱布固定。过一昼夜，足心如觉发热则愈。若未见好转，可连贴数次。

方5

药物：干浮萍　川朴硝　蛤粉　大黄（捣碎，微炒）　板蓝根各30克

用法：上五味，共研为细末，以水调和，敷于脐部，外以纱布覆盖，胶布固定。

# 堕　　胎

（一）病证

孕妇因各种原因，想要终止妊娠；或因胎死腹中，欲将死胎打下。

（二）治疗

方 1

药物：附子 2 枚

用法：上一味，捣研为细末，以醋调和，做成饼状，贴于孕妇右足心，外用纱布固定。

方 2

药物：蓖麻子 10 粒

用法：上一味，去壳，捣研如泥，分做成二饼，贴于孕妇两足心，外用纱布固定，胎下后即洗去。

方 3

药物：乌头 1 枚

用法：上一味，捣研，以水煎煮数沸，去渣，待水变温后，用手蘸药水摩擦孕妇脐腹以下整个小腹部。

方 4

药物：蜣螂（连其所推之泥）1 只　威灵仙 10 克

用法：上二味，先将蜣螂烤焦，再同威灵仙一同研细，用烧酒调和，敷涂于孕妇脐下。

方 5

药物：蓖麻子 3 粒（去壳）　巴豆仁 4 粒　麝香少许

用法：上三味，共捣烂如泥，敷于病人脐心，胎下即洗去。

方 6

药物：母牛尿不拘多少

用法：上一味，调和成稀糊状，涂敷于孕妇腹部。

方 7

药物：黄牛尿不拘多少　食醋适量

用法：上二味，先同炒，然后调和成稀糊状，涂敷于孕妇脐部。

方 8

药物：牛尿 30 毫升

用法：将牛尿涂抹于孕妇腹部。

# 难　　产

## 一、催生

### （一）病证

孕妇生产困难，数小时，甚至数日，胎儿难以娩出，以致精疲力竭。

### （二）治疗

方 1

药物：蓖麻仁 2 粒

用法：上一味，令产妇两手各紧握一粒。

方 2

药物：石燕 2 枚

用法：上一味，令产妇两手各紧握一枚。

方 3

药物：双头莲（催生草）1 把

用法：上一味，临产时，令产妇以左手紧紧握住。

方 4

药物：海马 1 条

用法：上一味，临产时，令产妇两手各握一条。

方 5

药物：鼹鼠 2 只

用法：上一味，临产时，令产妇两手各持一只。

方 6

药物：鸬鹚 2 只

用法：上一味，临产时，令产妇两手各持一只鸬鹚的头。

方 7

药物：蓖麻子 7 粒（去壳）

用法：上一味，捣研如泥，涂于产妇脚心，胎儿娩出后随即洗掉。

方 8

药物：蓖麻子 30 粒（去壳）　雄黄 3 克

用法：上二味，共捣研如泥，涂于产妇脚心，胎儿娩出后随即洗掉。

方 9

药物：黄柏　硫黄各 3 克　蓖麻子不拘多少（去壳）

用法：上三味，共捣烂如泥，敷涂于产妇的左右涌泉穴，胎儿娩出后随即洗掉。

方 10

药物：蓖麻子 7 粒（去壳）　朱砂 1.5 克

用法：上二味，共捣研成膏，摊在一张如杯口大小的圆形油纸上，贴于脐与小腹之间，外用纱布固定，胎儿娩出后随即揭掉。

方 11

药物：肉桂（去粗皮）　雄黄各 3 克　蓖麻子 7 粒（去壳）

用法：上三味，共捣研成膏，摊在纸上，贴于两足心，外用纱布固定，胎儿娩出后随即揭掉。

方 12

药物：蓖麻子 14 粒（去壳）　朱砂　雄黄各 4.5 克　蛇蜕 1 尺（烧存性）

用法：上四味，共捣研为细末，用浆水调和，做成黄豆大药丸备用。临产前先用蜀椒煎水淋洗脐下，然后取药丸一粒放于脐中。另取蜡纸一张，折叠数层，盖在药丸上，外用纱布固定，胎儿娩出后，随即去掉。

方 13

药物：蓖麻子 3 粒（去壳）　巴豆仁 4 粒　麝香 1 克

用法：上三味，共捣研如泥，敷涂于产妇的脐部，胎儿娩出后随即去掉。

方 14

药物：皂角 20 克

用法：上一味，研为细末。每用时，以一纸筒，取少许药末，放于产妇鼻孔中取嚏。

方 15

药物：蒲黄　地龙　陈皮各 10 克

用法：上三味，先将地龙洗去泥土，放在一片新瓦上焙微黄。再同其余两味药共研为细末，以水调和，敷涂于产妇的肚脐及两足心。

方 16

药物：乌梅 1 粒　巴豆仁 3 粒　胡椒 7 粒

用法：上三味，共捣研为细末，用酒、醋调和，敷涂于产妇脐下。

方 17

药物：龟板 60 克　川芎　当归各 30 克　发灰 15 克　蝉蜕 7 个　蛇蜕 1 条（烧灰）

用法：上六味，共捣研为极细末，用葱汁、麻油调和，涂敷于产妇的腹部。

方 18

药物：寒水石 120 克（一半生用，一半煅赤）　朱砂 15 克

用法：上二味，共研为细末。每用时，取药末一克，用水调和，摊在纸上，贴于脐部，药干后即换。

方 19

药物：全乌龟 1 只（若无可用 500 克生龟板代替）小麻油 1000 克　炒黄丹 320 克　炒铅粉 160 克　车前子 12 克　川芎　当归各 9 克　冬葵子 6 克　枳壳　白芷　半夏　白蔹各 3 克

用法：上十二味，先将黄丹、铅粉共研为细末备用。再将龟处死，放于小麻油中煎熬，待油煎至滴水成珠时，捞出龟。下黄丹、铅粉末，

搅拌收膏，摊成膏药，每张约 12 克左右。每用时取膏药一张，贴于产妇脐部。然后将车前子以下八味共研为细末，用葱汁、香油调和成膏，取适量药膏敷涂于前膏药外，另以纱布覆盖，胶布固定。

## 二、逆产

### （一）病证

临产时胎儿一足或一足与一手首先露出，以致被卡，难以娩出。

### （二）治疗

方 1

药物：灶心土 20 克　姜汁 1 杯

用法：上二味，先将灶心土研细，再放于姜汁中一同煮熟，调成糊状，敷于产妇的脐部，外用烤热的布条包裹，冷后即换。

方 2

药物：食盐 30 克

用法：上一味，研为细末。取 10 克涂于胎儿露出的脚底，以另外 20 克摩擦产妇的腹部。

方 3

药物：蓖麻子 30 粒（去壳）

用法：上一味，先剃去产妇头顶部的头发，将蓖麻子捣烂，敷于头顶部，当产妇觉腹中提正时，随即刮去。再捣蓖麻子仁敷于足心，胎儿娩出后，随即洗去药泥。

## 三、盘肠产

### （一）病证

产妇平素体弱，临产时用力过度，以致直肠随胎儿一起下脱，胎儿娩出后，直肠仍不能回收。

（二）治疗

方 1

药物：半夏 20 克

用法：上一味，研为细末。每用时，以一纸筒，取少许药末，放于产妇的鼻孔中。反复运用，直肠即收。

方 2

药物：蓖麻子 49 粒（去壳）

用法：上一味，先剃去产妇头顶部的头发，将蓖麻子捣烂如泥，敷于头顶部，待直肠收回后随即洗掉。

方 3

药物：麻油 1000 克　皂角尖 10 克

用法：上二味，先将麻油炼熟，倒于盆中，待油变温后。令产妇坐于盆中。再将皂角尖烧枯，去皮研细。以一纸筒，取少许药末，放于产妇鼻孔中，得嚏，直肠即收。

方 4

药物：香油 15 克

用法：上一味，以一纸捻放于香油中浸透，取出点燃，吹灭，以烟熏产妇的鼻孔。

注：直肠脱出后，可先取一干净漆盆盛着，若直肠干枯时，取磨刀水煨温后涂抹直肠。

# 血　晕

## （一）病证

产妇临产时，或产后，突然昏厥，不省人事。

## （二）治疗

方 1

药物：生半夏 30 克

用法：上一味，研为细末，用冷水调和，做成黄豆大药丸，每用时取一丸，塞于产妇鼻孔中。

方 2

药物：食醋 20 毫升

用法：上一味，洒于病人面部。

方 3

药物：食醋 1 碗

用法：上一味，先取少许涂于病人口鼻，剩余的则放于产妇鼻旁，使产妇嗅闻醋气。

方 4

药物：食醋 1 碗

用法：上一味，放于产妇鼻旁，取一铁秤锤放火中烧红，拿出淬于醋碗中，让产妇鼻嗅其气。

方 5

药物：韭菜 250 克　食醋 500 毫升

用法：上二味，将韭菜切细，装于有嘴的壶内，再将食醋烧热倒于壶中，密封壶盖，以壶嘴对着产妇鼻孔，使醋气透入。

方 6

药物：干漆 50 克（若无干漆，可用废漆器代）

用法：上一味，点燃，取烟熏产妇的鼻孔。

方 7

药物：瓜蒂　藜芦　雄黄　明矾各 5 克

用法：上四味，共研为细末。每用时，以一纸筒，取少许药末，放于产妇鼻孔中。

# 胞衣不下

（一）病证

胎儿娩出后，胞衣在较长的时间内不能娩出。

（二）治疗

方 1

药物：皂荚 15 克

用法：上一味，研为细末。每用时，以一纸筒，取少许药末，放于病人鼻孔中，得嚏，胞衣即下。

方 2

药物：蓖麻子 49 粒（去壳）

用法：上一味，捣烂，加少许白面，调和成膏状，敷于足心部，胞衣娩出后随即洗掉。

方 3

药物：蓖麻子 3 粒　牛蒡子 1 克

用法：上二味，将蓖麻子去壳，同牛蒡子共研为细末，以醋调和，涂于产妇的口部，用纸贴上。

方 4

药物：雄鸡 1 只

用法：上一味，将鸡处死，连毛破开，去掉肠杂，趁热鸡头向上盖在产妇的肚脐上，外用纱布固定，胞衣娩出后随即揭去。

# 恶露不尽

## （一）病证

胎儿娩出二十多天以后，产妇阴道中仍然有败水残血流出，淋漓不断，小腹下坠，精神疲惫。

## （二）治疗

方

药物：当归　川芎　黄芪　党参　白术　熟地　茯神　枣仁　柏子仁各30克　半夏　陈皮　麦冬　甘草各15克　桃仁　红花　炮姜各6克　麻油500克　黄丹240克

用法：上十八味，除麻油、黄丹外，其余各药共装于一布袋中，封口，放于麻油中煎熬，待油煎至滴水成珠时，捞出药袋，下黄丹收膏，摊成膏药。每用时取膏药一张，掺少许朱砂末，贴于心口。

# 产后中风

（一）病证

恶风，发热，自汗，口渴。

（二）治疗

方 1

药物：黑荆芥穗 20 克

用法：上一味，用童便煎滚，趁热熏产妇口鼻。

方 2

药物：当归 24 克　黑荆芥穗 15 克　防风 9 克　川芎 12 克　发灰 3 克　炮姜 1.5 克　黑豆 20 克　葱白 3 根

用法：上八味，以水煎滚，趁热熏产妇口鼻。

方 3

药物：当归 24 克　黑荆芥穗 15 克　防风 9 克　川芎 12 克　发灰 3 克　炮姜 1.5 克　黑豆 20 克　葱白 3 根　麻油 250 克　黄丹 130 克　牛皮胶 15 克

用法：上十一味，除麻油、黄丹、牛皮胶外，其余各药共装于一布袋内，封口，放于麻油中煎熬，待油煎至滴水成珠时，捞起药袋，下牛皮胶、黄丹搅匀收膏，摊成膏药。每用时取膏药三张，分别贴于背脊、肚脐及心口等部位。

# 产后咳逆

（一）病证

产后不断咳嗽，并有轻度喘气。

（二）治疗

方

药物：肉桂 15 克

用法：上一味，研为细末，用生姜汁调和成糊状，涂敷于肺俞穴上，外以纱布覆盖，胶布固定。

# 产后呕逆

（一）病证

产后呕吐，呃逆频作，不能自止。

（二）治疗

方

药物：朱砂 15 克

用法：上一味，研为细末，用米糊调和为丸收贮备用。每用时，取适量的柿蒂、丁香煎水，化开药丸，并调和成糊状，敷于胸前，外以纱布覆盖，胶布固定。

# 产后心悸

（一）病证

产后心悸、易惊。

（二）治疗

方

药物：川芎　当归　黄芪　党参　白术　熟地　茯神　枣仁　柏子仁各 30 克　半夏　陈皮　麦冬　甘草各 15 克　麻油 250 克　黄丹 120 克

用法：上十五味，除麻油、黄丹外，其余各药共装于一布袋内，封口，放于麻油中煎熬，待油煎至滴水成珠时，捞出药袋，下黄丹收膏，摊成膏药。每用时取膏药一张，掺少许朱砂末，贴于病人心口。

# 小儿热证

## 一、里热证

### （一）病证

发热，面红，口渴，五心烦热，啼哭不乳，睡卧不安，甚至神昏抽搐。

### （二）治疗

方 1

药物：铅粉 30 克　小酒曲 10 枚　烧酒 1 杯

用法：上三味，先将铅粉用鸡蛋清调和均匀，涂抹于患儿胃口及两手心；再将酒曲研细，用热酒调和，做成饼状，贴于两足心，外用纱布固定。

方 2

药物：绿豆粉 20 克

用法：上一味，用鸡蛋清调和成糊状，涂敷于患儿两足心。

方 3

药物：鸡蛋 1 枚　麻油 1 盅　雄黄末 3 克

用法：上二味，取蛋清盛于碗内，再加入与蛋清等量的小麻油，然后加入雄黄末，搅拌均匀。用时取女人的头发一团，蘸药汁先拍打患儿胃口，再从胸部拍至肚脐，每次拍半小时左右，最后将发团敷于胃口，外用纱布固定。若是冬季，必须先将药汁煨热，避风拍打。

方4

药物：蟾酥3克（干者用烧酒浸泡一夜）　全蝎7条，炒制南星末0.3克　制附子末0.3克　麝香少许　青黛1.5克

用法：上六味，共研为细末，用粟米粥拌和，做成绿豆大药丸，外以青黛为衣，收贮备用。每用时取半丸，用水化开，以一竹管将药汁滴于患儿鼻中。

方5

药物：羌活　防风　天麻　薄荷　黄连　甘草　全蝎　僵蚕　陈胆星各9克　广角片3克　麻油100克　黄丹45克　朱砂3克　牛黄少许　冰片1克　麝香少许

用法：上十六味，先将广角片以上十味药共装于一布袋内，封口，放麻油中煎熬，待油煎至滴水成珠时捞出药袋，依次下朱砂、牛黄、冰片、麝香、黄丹，搅拌均匀收膏，摊成膏药。每用时取膏药两张，贴于胸部和肚脐处。

## 二、脑热证

### （一）病证

小儿脑热，鼻塞不通，鼻中干燥，不能吮乳，或目闭肿赤。

### （二）治疗

方1

药物：羊髓90克　熏草30克

用法：上二味，共置一锅中，加水煎熬成膏，收贮瓷瓶中备用，每用时，取药膏少许，摩患儿背部，一日摩3~4次。

方2

药物：川芎　薄荷　朴硝各5克

用法：上三味，共研为细末。每用时，以一纸筒，取少许药末，放于病人鼻孔中。

方 3

药物：明矾　黄米各 30 克

用法：上二味，共研为细末，用水调和，涂敷于患儿的头部。一日三次。

方 4

药物：湿地龙粪 1 团

用法：上一味，捏作饼状，贴于患儿囟门上，外用纱布固定。

方 5

药物：地胆草 15 克　芒硝 30 克　地龙粪 15 克　黄柏 15 克

用法：上四味，共捣研细，以猪胆汁调和，分做成两块饼状，更替贴于患儿囟门上。

方 6

药物：羊髓 90 克　当归 3 克（微炒）　细辛 3 克　白芷 3 克　木通 3 克　野猪油 90 克

用法：上六味，除羊髓、野猪油外，其余各药共捣为粗末，用羊髓、野猪油一同煎熬，待白芷煎至焦黄时，滤去药渣，将药膏放瓷瓶中收贮备用。每用时取药膏少许，涂摩患儿头顶及鼻孔内。

# 麻　　疹

## 一、麻疹预防

### （一）病证

麻疹是感受麻毒时邪所致的一种常见的出疹性传染病，多于冬春季节在小儿中流行。

### （二）预防

方

药物：阿魏 30 克

用法：上一味，装于一细布袋内，挂于小儿胸前。

## 二、疹出不畅

### （一）病证

疹子外透不畅，身热无汗，疹色暗红而淡。

### （二）治疗

方 1

药物：猪心血 30 克　麝香少许

用法：上二味，共调和成膏，涂于患儿两手心及口唇上。

## 三、麻毒内盛

### （一）病证

五心烦热，口渴，面赤。

### （二）治疗

方

药物：铅粉 30 克　酒曲 3 枚

用法：上二味，先用鸡蛋清将铅粉调和成膏状，涂于胃口及两手心。再将酒曲研细，用热酒调和，分做成两个小饼，贴于患儿两足心，外用纱布固定。

## 四、麻疹入眼

### （一）病证

两眼红肿，甚至眼中生有云翳，若失于治疗，将造成失明。

### （二）治疗

方 1

药物：黄柏 30 克　绿豆粉 60 克　甘草 120 克　红花 60 克

用法：上四味，共研为细末，用生油调成泥状。每用时，取药泥涂于耳前及眼眶四周。

方 2

药物：轻粉　黄丹各 3 克

用法：上二味，共研为细末。每用时，以一纸筒，取少许药末。若左眼生翳，将药末放于右耳中；若右眼生翳，将药末放于左耳中。

方 3

药物：朱砂 10 克　水银霜 9 克

用法：上二味，共研为细末。每用时取药末少许，用水调和，以一竹管取药液一二滴，滴于耳内。

方 4

药物：石决明（烧粉）0.1 克　硼砂 3 克　水银霜 3 克　冰片 2 克　朱砂 1.5 克

用法：上五味，共研为细末。每用时取药末少许，以乳汁调和，滴于生有云翳眼睛同侧的耳中。

# 天　　花

## 一、天花初期

### （一）病证

恶寒，高烧，头痛，喷嚏，有时呕吐。

### （二）治疗

方 1

药物：牛蒡子 20 克

用法：上一味，研为细末，以水调和，做成饼状，贴于患儿囟门上，外用普通膏药固定。

方 2

药物：浮萍 50 克

用法：上一味，捣烂如泥。敷于涌泉穴，外用纱布固定。

方 3

药物：葱 1 把　麻油少许

用法：上二味，先将葱捣绞取汁，加麻油调和均匀。每用时，以手指蘸葱油，摩擦患儿头顶、心口及背脊等处。每摩擦十余下，然后以衣物蒙裹头身，使患儿周身微微汗出。

## 二、痘出不快

### （一）病证

发病两三天后，痘疹出不顺畅，出后痘色不红润。病人感觉心胸闷乱，烦渴，睡卧不宁，咳嗽。

### （二）治疗

方1

药物：白芥子30克

用法：上一味，研为细末，以白开水调和成膏状，敷于患儿两脚心，干后再涂。

方2

药物：艾叶1把　胡椒30粒

用法：上二味，共捣研烂，用水调和，过滤取汁，熬膏，涂敷于脐部，外以纱布覆盖，胶布固定。

## 三、心经出痘

### （一）病证

出痘，忽然全身抽搐痉挛。

### （二）治疗

方

药物：桃皮　葱子各20克　灯心3克

用法：上三味，共捣研为细末，以水调和成糊状，涂敷于囟门、肚脐及手足心。

## 四、肝经出痘

### （一）病证

便血，眼睛红，满面砂点，色紫黑。

### （二）治疗

方

药物：白颈蚯蚓 1 条（焙焦）　瓜蒌子 30 粒（去油）　杏仁 15 粒（去皮尖）

用法：上三味，共研为细末，用陈茶叶水调匀，做成饼状，贴于脐部，外用纱布固定。经常换药。

## 五、肾经出痘

### （一）病证

遍身疼痛，腰腹部绞痛，呕吐，泄泻，出冷汗。

### （二）治疗

方 1

药物：人参　乳香　没药各 3 克　艾叶 15 克

用法：上四味，先将人参、乳香、没药共研为细末，用水调和，做成药丸，放于病人脐部，再将艾叶炒热盖在药丸上，外用纱布固定。

方 2

药物：黑豆 50 丸

用法：上一味，捣烂．用水调和，做成饼状，贴于腰部，外用纱布固定。

## 六、胃经出痘

### （一）病证

出痘，喉咙闭塞，失音，不思饮食，上吐蛔虫，下泻恶血。

### （二）治疗

方

药物：绿豆粉 30 克

用法：上一味，用鸡蛋清调和成糊状。喉咙闭塞，敷于颈部，吐蛔敷于脐部，泻血敷于肚脐下。

## 七、膀胱经出痘

### （一）病证

出痘，小便不通利。

### （二）治疗

方

药物：细茶叶 20 克

用法：上一味，放于口中嚼烂，用纸包裹，贴于脐部，外用纱布固定。

## 八、痘疹热极

### （一）病证

高热不退，神昏谵语，甚至昏厥。

### （二）治疗

方1

药物：燕窝30克

用法：上一味，捣烂，用鸡子清调和，敷于脐部，外以纱布覆盖，胶布固定，热退后即洗掉。

方2

药物：新鲜萝卜　铅粉各20克

用法：上二味，共捣烂如泥，敷于两手足心，外用纱布固定。

方3

药物：吴茱萸20克　食醋1小盅

用法：上二味，先将吴茱萸研细，再将食醋煨热，调和吴茱萸末，敷于足心，另用冷水拍病人的手心。

## 九、痘疹塌陷

### （一）病证

痘疹出后随即塌陷，颜色紫黑瘙痒，便血，昏睡。

### （二）治疗

方1

药物：鸡蛋1个

用法：上一味，将鸡蛋打一小孔，取鸡蛋清涂敷于璇玑穴。

方2

药物：紫草20克

用法：上一味，捣烂如泥，敷于头顶百会穴，外用普通膏药固定。

方3

药物：孵退小鸡的蛋壳3枚（去掉内膜）

用法：上一味，将蛋壳放在瓦片上焙焦，研为细末，用酒调和，涂抹口唇、胸背及风池穴。

方 4

药物：腊月石榴树上八哥儿窠 7 个

用法：上一味，放于瓦片上煅烧成灰，研细。每用时，以一纸筒，取少许药末，放于患儿鼻孔中。

## 十、痘疹入目

### （一）病证

痘疹疹子蔓延到眼内，眼睛涩痛羞明，视物昏暗，甚至眼内生翳。

### （二）治疗

方 1

药物：麦冬 10 克

用法：上一味，捣烂如泥，若太干，加水少许，做成饼状，贴于生有痘疹眼睛对侧的脚心，外用纱布固定。

方 2

药物：轻粉 1 克　朱砂 2 克

用法：上二味，共研为细末，用水调和，配成药液。每用时，以一竹管取药液二三滴，滴于生有痘疹眼睛对侧的耳朵中。

方 3

药物：轻粉 1.5 克　水银霜 3 克　水银 3 克

用法：上三味，将轻粉、水银霜共研细。在地上放两三块烧红的炭火，将药粉倒在烧红的炭火上，随即用碗盖住，但又必须常将碗揭开，等烟出尽后，紧紧盖住，过一段时间后再揭开。用鸡毛刷取碗内的药物，再同水银共研为细末。每用时，以一纸管取少许药末，吹于病眼同侧的耳朵中。

方 4

药物：朱砂　冰片各 3 克　麝香少许　水银 3 克

用法：上四味，除水银外，其余各药共研为细末，再加水银调和，滴入患儿耳中。

方 5

药物：荜澄茄 30 克

用法：上一味，研为细末，每用时，于每次饭后，以一纸筒，取少许药末，放于患儿的鼻孔中。

方 6

药物：大黄（炒，研细）6 克　水银 1.5 克

用法：上二味，先用男子的唾液将水银调和成泥状，再加入大黄末，冷水拌和。涂于患儿囟门上，外用纱布固定。

方 7

药物：辰砂 10 克　珍珠　琥珀各 6 克　麝香少许　玛瑙 4.5 克　冰片 1.5 克

用法：上六味，共研为细末。每用时，以一纸管取少许药末，吹于生翳眼睛对侧的耳朵中。

方 8

药物：轻粉　黄丹各 3 克

用法：上二味，共研为细末。每用时，以一纸管取少许药末，吹于生翳眼睛对侧的耳朵中。

方 9

药物：轻粉 10 克

用法：上一味，放于银锅中炒黑，研为细末。每用时，以一纸条，蘸药末，缠于生有翳膜眼睛一侧的耳朵上。

方 10

药物：马钱子半个　轻粉　银珠各 1.5 克　麝香少许　枯矾 0.5 克

用法：上五味，共研为细末。每用时，以一纸管取少许药末，吹于患眼对侧的耳朵中。

方 11

药物：杨梅青　黄丹各 3 克　轻粉 1.5 克

用法：上三味，共研为细末。每用时，以一竹管，取药末 1 克，吹于生有翳膜眼睛对侧的耳中。

# 疳　　疾

## 一、疳积

### （一）病证

面黄肌瘦，毛发枯槁，多食易饥，呕吐，大便时干时稀或水泻，形体困倦。

### （二）治疗

方 1

药物：观音救苦膏若干张

用法：上药，每用时取一张，贴于肚脐部。

方 2

药物：棘针　瓜蒂各 10 克

用法：上二味，共研为细末。每用时，以一纸筒，取少许药末，放于患儿鼻孔中。

注：棘针，为鼠李科植物酸枣的棘刺。

方 3

药物：川椒（去目）3 克

用法：上一味，研为细末，以醋调和，敷于患儿头顶。

方 4

药物：木鳖子 6 个（去壳）　蓖麻子 60 个（去壳）

用法：上二味，共研为细末，先用手将后项擦热，然后用唾液调和药末，敷于后项，外用纱布覆盖，胶布固定。

方5

药物：龙胆草　虎胆　熊胆　猪胆　芦荟（研）　白矾（炙）荆芥穗各0.3克　向东伸展的石榴根250克　麝香少许

用法：上九味，除石榴根以外，其余各药共研为细末备用。将石榴根洗去泥土，切细，放锅中以水煎熬，当水煎至原量的三分之一时，去渣，小火慢熬成膏，下药末拌和再熬，然后退火放冷，做成绿豆大药丸，用瓷瓶收贮。每用时取一丸。用荆芥煎水化开，等患儿睡后以一竹管取药液一二滴，滴于患儿鼻中。

方6

药物：青黛0.3克　蟾酥1克　赤小豆24粒　麝香少许　藜芦0.3克　瓜蒂7枚

用法：上六味，共研为细末。每用时，以一纸筒，取少许药末，放于病人鼻孔中。

方7

药物：白矾灰0.3克　赤小豆100粒　藜芦（去芦头）0.3克　丁香20枚　黄连0.3克　鼠曲草1株　麝香少许　铅粉3克

用法：上八味，共研为细末。每用时，取粳米饭一小团，蘸药末塞于鼻孔中。

方8

药物：朱砂0.3克　麝香0.2克　瓜蒂2枚　蛇蜕皮灰0.6克　青黛0.3克　全蝎20枚（微炒）

用法：上六味，共研为细末，用狗胆汁调和，做成黍米大药丸。每用时取一丸，用乳汁化开，男左女右滴于鼻孔中。

方9

药物：青黛15克　细辛15克　瓜蒂0.3克　麝香少许　地龙0.3克，微炒　芦荟0.3克　黄连（去须）0.3克

用法：上七味，共研为细末，每用时，以一纸筒，取少许药末，放于患儿鼻孔中。

方10

药物：瓜蒂烧灰　麝香少许　蟾酥15克　乌尾蛇（酒浸，炙）

黄连各0.3克　蛇蜕皮（烧灰）　熊胆各15克

用法：上七味，共研为细末，用粟米饭拌和，做成麻子大药丸。每用时取二丸，用温水化开，滴于鼻中。

方11

药物：皮硝9克　红枣7个　葱白7根　苦杏仁　生栀子各7个　酒糟30克　面粉9克

用法：上七味，共捣研均匀，做成饼状，贴于肚脐，外用纱布固定。

方12

药物：麝香少许　芦荟0.3克　蟾酥1克　皂荚3寸（烧灰）　蛇蜕皮1寸（烧灰）　水银霜0.3克　朱砂0.3克　蝙蝠3只

用法：上八味，除蝙蝠外，其余各药共研为细末，杀蝙蝠取血拌和药末，再以油溶蜡调和，做成小豆大药丸。每用时，先以桃枝、柳枝煎水浴洗患儿，然后取药丸一粒放于脐中，外用普通膏药固定。

方13

药物：黄连0.3克　白矾0.3克　赤小豆100粒　藜芦0.3克（去芦头）　丁香0.3克　干虾蟆灰0.3克　麝香少许　熊胆0.3克

用法：上八味，共研为细末。每用时，以一纸筒，取少许药末，放于患儿的鼻孔中。

方14

药物：芦荟　黄连各3克　瓜蒂　猪牙皂角　虾蟆各1.5克　麝香少许

用法：上六味，共研为细末。每用时，以一纸筒，取少许药末，放于病人鼻孔中。

方15

药物：瓜蒂15克　细辛0.3克　地龙炒，0.3克　白矾0.3克　藜芦（去芦头）0.3克

用法：上五味，共研为细末。每用时，以一纸筒，取少许药末，放于患儿的鼻孔中。

方 16

药物：蜗牛壳 27 枚　虾蟆灰 0.3 克　地榆 0.3 克　青黛 0.2 克　麝香少许

用法：上五味，共研为细末。每用时，以一纸筒，取少许药末，放于患儿的鼻孔中。

方 17

药物：滑石 3 克　蟾酥 1 克　干胭脂 0.3 克

用法：上三味，共研为细末。每用时，以一纸筒，取少许药末，放于患儿的鼻孔中。

方 18

药物：青黛　细辛去苗叶，各 15 克　瓜蒂　地龙微炒　芦荟　黄连各 0.3 克　麝香少许

用法：上七味，共研为细末。每用时，以一纸筒，取少许药末，放于病人鼻孔中。

方 19

药物：兰香　人粪　白狗粪　虾蟆　白矾　蜘蛛　蚯蚓　蜗牛子各 10 克　芦荟　蚺蛇胆各 3 克

用法：上十味，先将蜗牛子以上八味烧灰，再同芦荟、蚺蛇胆共研为细末，每用时，以一纸筒，取少许药末，放于患儿鼻孔中及牙齿上。

注：兰香，为唇形科植物罗勒的全草。

## 二、口疳

### （一）病证

口舌溃烂，日夜啼哭，不吮乳汁。

### （二）治疗

方 1

药物：生大黄 9 克　绿豆粉 6 克（炒）　丁香 10 粒

用法：上三味，共研为细末，用开水调和，涂敷于两足心，外用纱

布覆盖，胶布固定。

方 2

药物：木芙蓉花（或叶，或根，或皮均可）适量

用法：上一味，捣极烂，加鸡蛋两个，调和均匀，煎成饼状，待冷后，贴于心口、肚脐处，外用纱布固定。

方 3

药物：巴豆仁 10 克　黄丹 5 克

用法：上二味，共研为细末，用水调和成糊状，分摊在两张小纸条上，贴于眉毛处。

## 三、脑疳

### （一）病证

面黄肌瘦，头发干枯，脑热，鼻痒，鼻塞，甚至鼻头生疮，鼻中流脓臭鼻涕。

### （二）治疗

方 1

药物：谷精草（烧灰）　细辛　芦荟　瓜蒂各 0.3 克

用法：上四味，共研为细末。每用时，以一纸筒，取少许药末，放于患儿的鼻孔中。

方 2

药物：熊胆 0.1 克

用法：上一味，用温水化开，涂于患儿鼻孔中。

方 3

药物：葶苈（放在纸上焙焦）　漏芦（去芦头）　鹤虱　虾蟆（炙焦）　丹砂（研）　滑石各 0.3 克　蟾酥 0.2 克

用法：上七味，共研为细末。每用时，以一纸筒，取少许药末，放于病人鼻孔中。

方4

药物：母丁香15克

用法：上一味，研为细末。每用时，以一纸筒，取少许药末，放于病人鼻孔中。

方5

药物：芦荟15克

用法：上一味，研为细末。每用时，以一纸筒，取少许药末，放于病人鼻孔中。

方6

药物：芦荟　冰片各1克　麝香少许

用法：上三味，共捣研均匀，用细布包裹，塞于患儿一侧的鼻孔中。

方7

药物：芦荟　瓜蒂　鹅不食草　猪牙皂角各0.3克　麝香少许

用法：上五味，共研为细末。每用时，以一纸筒，取少许药末，放于患儿鼻孔中。

方8

药物：丁香　蜗牛壳（去土）　赤小豆　辛荑（去皮子，炙）各0.3克

用法：上四味，共研为细末。每用时，以一纸筒，取少许药末，放于患儿鼻孔中。

方9

药物：蟾蜍1个　朱砂3克　麝香少许

用法：上三味，先把蟾蜍除去内藏及外皮，阴干，涂上奶油，炙，研为细末，再同朱砂、麝香研均匀，做成麻子大药丸，每用时取一丸，用乳汁化开，涂敷于鼻中。

方10

药物：地榆（切）　虾蟆（烧灰）　干蜗牛壳（去土）　青黛（研）　石蜜（炒焦）各0.3克　麝香少许

用法：上六味，共捣研为极细末。每用时，以一纸筒，取少许药末，放于患儿的鼻孔中。

方 11

药物：鲫鱼胆汁 20 毫升

用法：上一味，每用时取二三滴，滴于患儿鼻孔中。

方 12

药物：丁香　蜗牛壳（去土）　赤小豆　皂荚（去皮子，炙香）各 0.3 克

用法：上四味，共研为细末。每用时，以一纸筒，取少许药末，放于患儿鼻孔中。

方 13

药物：熊胆 0.3 克　丁香 15 克　黄柏 0.3 克　虾蟆 15 克，炙黄皂荚 15 克　麝香少许

用法：上六味，共研为细末，每用时，以一纸筒，取少许药末，放于患儿鼻孔中。

方 14

药物：青黛 3 克　黄连末 3 克　芦荟 3 克　瓜蒂 3 克　冰片 4 克　蟾酥 2 克

用法：上六味，共研为细末，用粳米饭拌合，做成如绿豆大药丸。每用时，以乳汁化开两丸，一日三次，滴于患儿鼻中。

方 15

药物：熊胆 3 克　朱砂 3 克　麝香少许

用法：上三味，共研为细末，用新鲜蟾酥调和，做成黍粒大药丸若干粒备用。每用时，取一丸研末，以一纸筒，取少许药末放于患儿鼻孔中。

方 16

药物：瓜蒂 7 枚　葱白 1 根（切，晒干）　藜芦 1.5 克　皂荚末 1.5 克

用法：上四味，共研为细末。每用时，以一纸筒，取少许药末，放于病人的鼻孔中。

方 17

药物：青黛（研）　闹羊花各 0.3 克　黄连　瓜蒂　地龙（微炒）各 0.1 克　麝香少许

用法：上六味，共研为细末。每用时，以一纸筒，取少许药末，放于病人鼻孔中。

## 四、急疳

### （一）病证

形体消瘦，齿龈出血或溃烂，时寒时热，多汗，四肢无力。

### （二）治疗

方1

药物：蜗牛灰　白狗粪灰　蜣螂灰　白矾灰　人粪灰　芦荟　虾蟆灰　兰香秆灰　蚺蛇胆　蜘蛛灰　地龙各0.3克

用法：上十一味，共研为细末。每用时，以一纸筒，取少许药末，放于病人鼻孔中。

方1

药物：龙胆1克　蜗牛壳0.3克（炙黄）　虾蟆灰0.3克　瓜蒂0.3克　麝香少许　黄连0.3克　细辛0.3克

用法：上七味，共研为细末。每用时，以一纸筒，取少许药末，放于病人鼻孔中。

## 五、无辜疳

### （一）病证

头颈部皮肤有核如弹丸，按之转动，脑热，头发干枯。

### （二）治疗

方1

药物：硝石1克　熊胆0.3克　麝香少许

用法：上三味，共研为细末。每用时，以一纸筒，取少许药末，放于病人鼻孔中。

方 2

药物：虾蟆灰 0.3 克　甘草末 0.3 克　地榆末 1.5 克　麝香少许　蜗牛壳 0.3 克　青黛 3 克　人粪灰 3 克　蚺蛇胆 0.2 克　兰香 1.5 克　冰片 1.5 克

用法：上十味，共研为细末。每用时，以一纸筒，取少许药末，放于病人鼻孔中。

# 脐　　风

## 一、脐风预防

### （一）病证

初生婴儿，断脐不当，风毒从脐部侵入体内，引起抽风。

### （二）预防

方 1

药物：鸡蛋 1 个

用法：上一味，小儿初生三日内，将鸡蛋打于盘内，置小儿于无风处，露出后背，一人以手蘸蛋清，从项后脊柱高骨处依次轻揉每一骨节，直至尾椎，周而复始，在揉按的过程中，局部有如头发样的黑毛外出，待黑毛出尽为止，这样即可避免发生脐风。必须注意，在揉按时，男孩当按逆时针方向旋按，女孩当按顺时针方向旋按，且只能从上向下依次按揉。

方 2

药物：枯矾　硼砂各 7 克　朱砂 0.6 克　冰片 0.1 克　麝香少许

用法：上五味，共研为细末，小儿娩出后，用干净水浴洗，然后取少许药末，撒于小儿肚脐中，每次换尿布时，也取药末撒上。

## 二、风毒侵入

### （一）病证

牙关紧闭，颈项强急，角弓反张，四肢抽搐，肚脐突出口，撮，腹紧。

### （二）治疗

方 1

药物：蜈蚣 1 条　全蝎 2 条　草乌　白芷　天麻各 3 克

用法：上五味，共研为细末，用茶水调和成泥状。每用时，取一小团，塞入患儿鼻孔中。

方 2

药物：麝香少许　丹砂研，0.3 克　蛇蜕皮 1 尺（炙）

用法：上三味，共研为细末，用唾液调和成糊状，涂于小儿口唇上。

方 3

药物：白僵蚕 20 克

用法：上一味，研为细末，涂抹小儿肛门中。

方 4

药物：天南星 1 枚

用法：上一味，放于火中煨热，取出，用纸包裹，然后用剪刀在尖细处剪一小口，将小口对准患儿的鼻孔，让热气透入鼻中，牙关立即可开。

# 急 惊 风

## 一、外感时邪

### （一）病证

初起恶寒发热，无汗或怕风。神情不宁；继则高烧，四肢抽搐，目睛上视，神志昏迷。

### （二）治疗

方 1

药物：生姜 15 克　葱 10 克

用法：上二味，共捣烂如泥，放在大人手上搓热，做成饼状，趁热贴于患儿囟门上，外用纱布固定。

方 2

药物：麻黄（去根节）　葛根　雷丸各 60 克　郁金 30 克　石膏 150 克（研细）　蛇蜕皮 1 条

用法：上六味，以水煎数沸，去渣，用细软的布蘸药水擦洗患儿全身。

方 3

药物：雷丸 20 克　莽草 15 克　猪板油 500 克

用法：上三味，先煎猪板油，去渣。再下雷丸、莽草，煎数沸，去渣。待药变温后，用细软布蘸药汁擦疼痛的部位。假若小孩不知道疼痛部位，可先擦腹、背部，然后再擦身体其他各处。但必须注意，不能让药液接触外阴及眼睛等处。

方 4

药物：雷丸 3 克　甘草　莽草　升麻　防风各 30 克　桔梗　白术各 15 克　猪油 500 克

用法：上八味，先将猪油放于锅中煎溶，再下其他各药继续煎熬，并不断地用柳枝搅动，待膏成时，用布将药过滤到一瓷盒内，收贮备用。每用时，取适量药膏擦患儿头顶及背部。

方 5

药物：炙甘草　防风各 30 克　白术　桔梗各 1 克　雷丸 75 克　猪油 500 克

用法：上六味，除猪油外，其余各药共研为粗末。将猪油放于锅中煎溶，下药末继续煎熬，待膏将成时，用布过滤去渣，将药液装于瓷盒内收贮备用。每用时，取适量药膏，反复摩擦患儿两手。

方 6

药物：麝香少许　蝎尾（去毒）2 克　薄荷叶末 2 克　蜈蚣末　牛黄末　青黛末各少许

用法：上六味，共研为细末，加枣肉同捣如泥，将药泥均匀地摊在一块布上，贴于患儿囟门上。大人把手烤热，趁热将手放在药布上。手冷后，再烤再放，如此反复数次。

方 7

药物：川乌　海蛤　炮甲各 30 克

用法：上三味，共捣研为细末，用酒调和，做成弹子大药丸。每用时，取两丸分别放于两脚心，再将葱白劈开，盖在药丸上，外用纱布固定，然后双脚浸于至膝的热水中。

方 8

药物：葱头 3 个　地龙 1 条

用法：上二味，共捣烂如泥，分别敷于患儿的头顶及两脚心，外用纱布固定。

## 二、风痰闭窍

### （一）病证

痰涎壅盛，神志昏迷，牙关紧闭，四肢抽搐，目睛上视。

### （二）治疗

方1

药物：生半夏5克

用法：上一味，研为细末。每用时，以一纸筒，取少许药末，放于患儿鼻孔中。

方2

药物：生半夏3克　皂角1.5克

用法：上二味，共研为细末。每用时，以一纸筒，取少许药末，放于患儿鼻孔中。

方3

药物：老蚯蚓1条　麝香少许

用法：上二味，先将蚯蚓从中间切断，取跳动的一段，加入麝香一同捣烂，敷于肚脐部位，外用纱布固定。

方4

药物：天南星1个　全蝎1条

用法：上二味，共研为细末，用患儿父、母唾液调和成膏状，敷涂于患儿囟门上。稍时抽搐即会停止，就不需要再涂了；若抽搐仍未停止，可继续敷涂。

方5

药物：藜芦　郁金　川芎各5克

用法：上三味，共研为细末。每用时，以一纸筒，取少许药末，放于患儿鼻孔中。

方6

药物：细辛6克　南星　朴硝各3克　麝香少许　蝎梢5条　乌梅

肉20克　荆芥3克　皂角3克

用法：上八味，先取细辛3克同南星、朴硝、麝香、蝎梢共研为细末，加入乌梅肉捣和如泥备用，再将余下的3克细辛同荆芥、皂角共研为细末。每用时，先取上药泥搽牙，再以一纸筒，取少许药末，放于患儿鼻孔中。

方7

药物：玄胡6克　青黛1.5克　牙皂14枚（火煅）　麝香少许

用法：上四味，先将玄胡、青黛、牙皂共研为细末，再加入麝香同研，用清水调和做成饼状，每块重约1.5克，阴干备用。每用时，取药饼一块，用井水化开，滴于患儿鼻中。

方8

药物：蜈蚣　蝎梢　白附子各3克　冰片1克

用法：上四味，共研为细末，每用时，取药末1克，用薄荷煎水调稀，以一竹管取药汁二三滴，滴于患儿鼻孔中。

方9

药物：蝎尾14个（炮）　天麻0.2克　天南星（炮，研末）　轻粉各1.5克　青黛2克　朱砂（研）　白附子（炮）各3克　麝香少许

用法：上八味，共研为细末，用粟米饭捣和，做成如绿豆大药丸，每用时，取一丸，用水化开，滴于患儿鼻孔中。

方10

药物：赤脚蜈蚣1条（生用）　瓜蒂　藜芦　葱白各1克

用法：上四味，先用小火将葱白烤焦，再同其他三味共研为细末。每用时，以一纸筒，取少许药末，放于病人鼻孔中。

方11

药物：蜈蚣1条（用葱汁浸泡24小时，取出烤干）　麝香少许，研细　草乌14个（用薄荷、生姜汁浸泡2小时，取出烤干）

用法：上三味，共研为细末。每用时，以一纸筒，取少许药末，放于患儿鼻孔中。

方12

药物：胆星　全蝎各30克　牛蒡子15克　朱砂12克　巴豆仁9克

用法：上五味，共研为细末，用薄荷熬膏调和药末，敷于心窝部，外用普通膏药固定。

方13

药物：胆星45克　全蝎30克　牛蒡子15克　朱砂12克　巴豆仁9克　大黄45克　黑丑22克　半夏15克　枳实15克　牙皂15克　麻油500克　黄丹24克

用法：上十二味，除麻油、黄丹外，其余各药共装于一布袋内，封口，放于麻油中煎熬，待油煎至滴水成珠时捞出药袋，下黄丹收膏，退火，摊成膏药。每用时，取膏药一张，贴于心窝部。

## 三、痰热壅闭

### （一）病证

身热，痰涎壅盛，神昏或狂乱，四肢抽搐，目睛上视，牙关紧闭。

### （二）治疗

方1

药物：鸡蛋1枚　木芙蓉叶15克

用法：上二味，先将鸡蛋煮熟去壳，木芙蓉叶捣烂，再将二味拌合均匀，做成饼状，烤热，贴于脐部，外用纱布固定。

方2

药物：朱砂3克（研细）　蝎梢14个　雄黄6克（研细）　芦荟（研细）　熊胆（研细）各1.5克　蛇蜕1条（烧灰）　瓜蒂14枚　蟾酥15克（用热水浸，轻粉研，冰片研）各1.5克　牛黄（研）少许　麝香少许

用法：上十二味，共研为细末，用浸泡过蟾酥的水调和，做成麦粒大药丸。每用时，取一丸，用逆流水化开，滴于患儿鼻中。

方3

药物：胡黄连　广角（镑）　丁香　广木香　天竺黄　晚蚕蛾（微炒，研末）　牛黄（研）　雄黄（研）各3克　冰片（研）　水

银霜（研）　蟾酥各3克　麝香少许　朱砂1克

用法：上十三味，共研为细末，用牛胆汁调和，做成黄米大药丸。每用时，取一丸，用温水化开，滴于患儿鼻中。

方4

药物：雄黄15克　砂仁1.5克　栀子10克，炒　冰片1克　麝香少许

用法：上五味，除麝香外，其余各药共研为细末，用鸡蛋清调和，涂于肚脐四周；另将麝香研为细末，放于脐眼，上用棉纸覆盖，外用纱布固定，24小时后洗掉。

方5

药物：甜杏仁10克　桃仁12克　栀子12克

用法：上三味，共捣研烂，加适量面粉，用鸡蛋清、烧酒调和均匀，依据患儿大小做成药丸。每用时，取两丸，男左女右，置于患儿手脚心，外用纱布固定。

方6

药物：朱砂　钩藤各3克　蟾酥1克　麝香少许　蜗牛（去壳）十枚

用法：上六味，共研为细末，以糯米饭拌合，做成黍米大药丸。每用时，取两丸，用水化开，滴于鼻中。

方7

药物：人中白3克　麝香少许　蜈蚣1条　芒硝6克

用法：上四味，共研为细末。每用时，以一纸筒，取少许药末，放于患儿鼻孔中。

方8

药物：水仙子　瓜蒂各1.5克　闹羊花9克　冰片1克（研）　鹅不食草9克　全蝎15克（微炒）　蜈蚣1条（炙焦）　麝香少许（研）

用法：上八味，共研为细末。每用时，以一纸筒，取少许药末，放于病人鼻孔中。

方9

药物：全蝎　蜈蚣各1条（放于新瓦片卜焙焦）　朱砂1.5克　冰

片1克　麝香少许

用法：上五味，共研为细末。每用时，以一纸筒，取少许药末，放于患儿鼻孔中。

方10

药物：朱砂20克

用法：上一味，研为细末，用新汲井水调和，涂敷于手脚心及心窝部。

方11

药物：代赭石30克

用法：上一味，研为细末，用醋调和，涂敷于两脚心。

## 四、风邪壅塞

### （一）病证

牙关紧闭，四肢抽搐，角弓反张，目睛上视，或发热。

### （二）治疗

方1

药物：雄黄　没药各3克　乳香2克　麝香少许

用法：上四味，共研为细末，每用时，以一纸筒，取少许药末，放于患儿鼻孔中。若有眼泪流出，提示预后较好。

方2

药物：生半夏　皂角各10克

用法：上一味，共研为细末。每用时，以一纸筒，取少许药末，放于患儿鼻孔中。若打喷嚏，提示预后较好；若不打喷嚏，预后较差。

方3

药物：蜈蚣　僵蚕各1克

用法：上二味，共研为细末。每用时，以一纸筒，取少许药末，放于患儿鼻孔中。

方4

药物：蜈蚣1条（从中间破作两半，分别用葱汁浸泡一夜，取出放

瓦片上焙干）　全蝎1条（从中间破作两半）

用法：上二味，将左右两半蜈蚣、全蝎分别研为细末，用纸包贮，并记清左右。每用时，若病人左侧目睛上视，以纸筒取左边的药末，放于病人左侧鼻孔中；若病人右侧目睛上视，以纸筒取右边的药末，放于病人右侧鼻孔中。

方5

药物：蜈蚣1条（去头尾，用牛奶涂遍，放瓦片上，用小火烤黄，然后面南用竹刀从中间破作两半，记清左右）　麝香少许

用法：上二味，将麝香分作两半，与两片蜈蚣分别研细。以纸包贮，记清左右。每用时，若病人左侧目睛上视，以纸筒取左边的药末，放于病人左侧的鼻孔中；若病人右侧目睛上视，取右边的药末，放于病人右侧的鼻孔中。

方6

药物：蜈蚣1条　全蝎4条　僵蚕7个（去尾）

用法：上三味，共研为细末。每用时，以一纸筒，取少许药末，放于患儿鼻孔中。

方7

药物：乌头末　芸苔子末各6克

用法：上二味，合研均匀，每用时，取药末3克，用新汲井水调和，涂敷于患儿头顶。

方8

药物：闹羊花15克　全蝎1克　冰片1克　麝香少许

用法：上四味，共研为细末。每用时，以一纸筒，取少许药末，放于病人鼻孔中。

方9

药物：螳螂1个　蜥蝎1个　蜈蚣1条（均分别从中间破作两半）

用法：上三味，分别将左右两片药研为细末，以纸包贮，记清左右。每用时，若是男患儿，以纸筒取左边的药末，放于病人鼻孔中；女患儿，以纸筒取右边的药末，放于病人鼻孔中。

# 慢惊风

（一）病证

形神疲惫，嗜睡露睛，有时抽搐，面色萎黄，四肢不温。

（二）治疗

方 1

药物：瓜蒂 3 克　细辛 1.5 克

用法：上二味，共研为细末。每用时，以一纸筒，取少许药末，放于患儿的鼻孔中。

方 2

药物：朱砂 2 克　僵蚕　全蝎各 1 条

用法：上三味，共研为细末，用乳汁调和，涂于两太阳穴、手足心、心窝部及舌上。

方 3

药物：观音救苦膏 1 张

用法：将观音救苦膏做成条状，塞于鼻孔中。

方 4

药物：灶心土 30 克

用法：上一味，研为细末，用鸡蛋清调和，涂敷于囟门及心窝部。

方 5

药物：大蒜 7 个（去皮）　僵蚕 30 克（去头足）

用法：上二味，寻一块质硬干净的地面，烧红，逐个地将大蒜在地上磨成膏子，把僵蚕放在蒜膏上，用一瓷碗覆盖一夜，不让气外露，第二天早晨揭开碗，取僵蚕研为细末。每用时，以一纸筒，取少许药末，放于鼻孔中。

方 6

药物：炙黄芪　党参　附子（炮）各 30 克　白术 60 克　肉蔻仁（煨）　白芍酒（炒）　炙甘草各 15 克　丁香 9 克　炮姜炭 6 克　肉桂 60 克　灶心土 30 克　麻油 250 克　黄丹 120 克

用法：上十三味，先将肉桂研为细末收贮备用，再将炮姜炭以上九味，装于一布袋内，封口，放于麻油中煎熬，待油煎至滴水成珠时，捞出药袋，下黄丹收膏，摊成膏药。每用时。取膏药一张，掺少许肉桂末，贴于脐上，然后以黄米煎汤，调灶心土，敷于膏药外。

方 7

药物：丁香 1 粒　全蝎 1 条　朱砂 1 克

用法：上三味，共研为细末；男患儿取男子手中指血，蘸药末擦患儿口唇上；女患儿取女子手中指血，蘸药末擦患儿口唇上。

方 8

药物：杏仁　桃仁　糯米　胡椒　栀子各 7 粒

用法：上五味，共捣研烂，用鸡蛋清、细面调和成泥状，敷于两足心，外用纱布覆盖，胶布固定。

方 9

药物：胡椒　栀子各 7 粒　葱白 7 根

用法：上三味，共捣研烂，加细面，以鸡蛋清调和成泥状，摊在布上，贴于心窝部。

# 小儿夜啼

## 一、腹痛夜啼

### （一）病证

小儿初生，或因腹痛，或因惊恐，常彻夜不眠，啼哭不止。

### （二）治疗

方 1

药物：黑牵牛 5 克

用法：上一味，研为细末，用水调和，涂敷于患儿脐部。以纱布覆盖，胶布固定。

方 2

药物：五倍子 10 克

用法：上一味，研为细末，用唾液调和，做成饼状，安放于患儿脐部，外用纱布固定。

方 3

药物：朱砂 10 克

用法：上一味，研为细末，以水调和，涂敷于心窝及手足心。

方 4

药物：犬头下毛 1 把

用法：上一味，分别装于两只深红色细布袋中，系于患儿两手上。

方 5

药物：川芎　白术　防己各 10 克

用法：上三味，共研为细末。每用时，取 3 克，以乳汁调和，涂敷于患儿两手心及脐中。

方 6

药物：葱 1 把

用法：上一味，以水煎沸，捞出葱，趁热敷熨脐部；待水变温后，洗患儿腹部。

方 7

药物：熟艾叶 1 大把

用法：上一味，放于纸上烤热，分别用两块手帕包裹，交替熨患儿脐腹部。

## 二、身热夜啼

### （一）病证

初生小儿多因穿盖过热，至身热、面红、躁动，夜晚啼哭不止。

### （二）治疗

方 1

药物：鸡粪 1 团（男孩用公鸡粪，女孩用母鸡粪）

用法：上一味，和成泥状，涂敷于患儿脐部。

方 2

药物：吴茱萸 12 克

用法：上一味，研为细末，用好醋调和成泥状。每用时，取适量药泥，涂敷于患儿两脚心，一天内可换药数次。

方 3

药物：灯花 7 枚　硼砂 2 克　朱砂 1 克

用法：上三味，共研为细末，用蜜调和，涂抹于患儿口唇上。

# 小儿尿床

（一）病证

每夜睡中尿床，醒后始觉，兼见面色晄白，精神疲软，四肢无力，甚或智力迟钝。

（二）治疗

方 1

药物：麻黄 10 克　肉桂 5 克　益智仁 5 克

用法：上三味，共研为细末备用。每用时，取药末 3 克。用食醋调和，做成饼状，敷于肚脐上，外用胶布固定。36 小时后取下，间隔 6 小时后再贴上，连用三次后，改为每周一次，五次为一疗程。

方 2

药物：五倍子 30 克

用法：上一味，研为细末，用唾液调和，分做成六块药饼。临睡时取药饼一块置于脐部，外用纱布固定。

# 囟 门 病

## 一、解颅

### （一）病证

患儿一岁，甚至一岁半以后，囟门仍不能闭合，头缝解开，囟门宽大，头额青筋暴露，头颅日渐肿大，体瘦颈细。

### （二）治疗

方 1

药物：生南星　生大黄各 10 克

用法：上二味，共研为细末，用食醋调和，涂敷于两脚心。

方 2

药物：雄鸡胆汁 1 盅

用法：上一味，以灯心蘸雄鸡胆汁，点患儿两眼内。

方 3

药物：人乳 1 小杯　黄连 3 克

用法：上二味，将黄连放于人乳中蒸数小时，取出，去黄连，以灯心蘸人乳点两眼内。

方 4

药物：黄连　黄柏　当归　赤芍各 6 克　杏仁（去皮尖，打碎）1.5 克　人乳 1 杯

用法：上六味，先将杏仁以上五味放入乳中浸泡一夜，然后置锅中蒸熟，去渣取汁。每用时，取药汁二三滴，滴于两眼内。

方 5

药物：胡黄连 3 克

用法：上一味，研为细末，以人乳调和，男左女右，涂敷于两足心。

方 6

药物：茵陈　车前子　百合各 15 克

用法：上三味，共研为细末，用乌牛奶调和，涂敷于两脚心，干后即换。

方 7

药物：熊胆 10 毫升

用法：上一味，蒸水，洗眼，一日七次。

## 二、囟陷

### （一）病证

六个月以上小儿囟门显著下陷，甚至如坑状，面色萎黄，神少气短。

### （二）治疗

方

药物：半夏 10 克

用法：上一味，研为细末，以水调和，涂敷于两脚心。

## 三、囟填

### （一）病证

囟门高肿，按之浮软，头痛口干，面赤唇红，小便短赤。

## （二）治疗

方

药物：黄柏 10 克

用法：上一味，研为细末，以水调和，涂敷于两脚心。

# 小儿鼻塞

（一）病证

小儿鼻塞，张口呼吸，不能吮乳。

（二）治疗

方 1

药物：附子（炒）1 克　川芎 2 克　荆芥 1.5 克　白僵蚕（炒）1 克　细辛 1 克　猪牙皂角 1 克

用法：上六味，共研为细末，用葱白捣烂，拌和药末，涂于患儿囟门上。

方 2

药物：猪牙皂角　草乌各 10 克

用法：上二味，共研为细末，用生葱捣绞取汁，调和药末，涂敷于小儿囟门上。

# 小儿奶癖

（一）病证

乳食太过，郁于肠胃，积热熏蒸；两胁下痞块，身瘦肌热，面黄腹大，或腹部青筋暴露，或吐或泻。

（二）治疗

方1

药物：芫花30克（醋浸三日洗净）　大黄15克（研末）　蒜500克

用法：上三味，共捣烂如泥。每用时，取药泥一团，男患儿将药泥涂在其母左手上，女患儿将药泥涂在其母右手上，然后将涂有药泥的手按在痞块上，当患儿口中有药味时，即将手移开。

方2

药物：紫河车60克　寒食面9克

用法：上二味，共研为细末，以水调和，每用时，取药泥一团，涂于有痞块一侧的脚心；当患儿大便后，即洗去药泥。

方3

药物：紫河车10克　人参10克

用法：上二味，共研为细末，用好醋调和，做成铜钱大的药饼，每用时，取一饼，贴于患儿生有痞块一侧的脚心，外用纱布固定。

# 小儿脱肛

（一）病证

每次大便时直肠或直肠黏膜脱出肛门外，便后难以收复。

（二）治疗

方

药物：蓖麻仁 49 粒

用法：上一味，捣烂，用水拌和，做成饼状，贴于患儿头顶上，肛收上后即洗去其药。

# 小儿赤鼻

（一）病证

鼻头红赤，甚至可以延及鼻翼，皮肤变厚，鼻头增大，表面隆起，高低不平，状如赘疣。

（二）治疗

方

药物：辛夷叶（烤干）30 克　细辛　木通　白芷　木香各 15 克　杏仁（去皮尖）33 克　羊髓 30 克　猪油 30 克　冰片 3 克　麝香少许

用法：上十味，取杏仁 3 克，同辛夷叶、细辛、木通、白芷、木香共研为细末，再加入剩下的 30 克杏仁、羊髓、猪油拌和均匀，放于锅中熬成红黄色，退火，放冷后再加入冰片、麝香，拌和均匀。每用时，取少许涂于患儿囟门上。

# 断　　乳

## （一）病证

小儿长大，不愿吃其他食物，仍靠吮吸乳汁，但母乳日渐减少，不能满足小儿需求，以致常常处于饥饿状态。

## （二）治疗

方 1

药物：栀子 1 个（烧，存性）　雄黄　朱砂各 6 克　轻粉 0.3 克　麝香少许

用法：上五味，共研为细末，用香油调和。待小儿睡熟后，取药均匀地涂抹于小儿两眉上，醒来后便不再想吮乳；若不效，可于上药中加黄丹 1.5 克，再涂必验，不必洗掉，让其自落。注意夏季禁用此法。

方 2

药物：栀子 3 个（炒黑）　雄黄　朱砂　轻粉各 1 克

用法：上四味，共研为细末，用清油调和。待小儿睡熟后，取药均匀地涂抹在小儿两眉上，并用墨涂抹在其母乳头上。

# 阴囊内缩

## （一）病证

婴幼儿或因感寒，或因受惊，致使阴囊收缩入腹，啼哭不止。

## （二）治疗

方1

药物：蓖麻子20克

用法：上一味，连壳捣烂，分别敷于两足心，当阴囊外出后．随即将药洗掉。

方2

药物：硫黄　吴茱萸各15克　大蒜20克　蛇床子30克

用法：上四味，先将硫黄、吴茱萸研为细末，加入大蒜共捣烂如泥，敷于脐下；再将蛇床子炒热，用布包裹，趁热熨脐部。

方3

药物：硫黄　吴茱萸各15克　大蒜10克　蛇床子30克　莽草30克

用法：上五味，先将硫黄、吴茱萸共研为细末，加入大蒜合捣为泥，敷于患儿腹部；再将蛇床子、莽草点燃，取烟熏患儿前腹部。

# 客　忤

## （一）病证

小儿因受惊吓，常于睡梦中惊醒啼哭不止；重则腹痛，呕吐青、黄、白沫，水谷杂下，甚至手足抽搐等。

## （二）治疗

方 1

药物：灶心土 60 克

用法：上一味，研为细末，用醋调和，做成泥团，用此泥团摩擦小儿头顶、心窝及手脚心。

方 2

药物：灶心土 60 克　鸡蛋 1 个

用法：上二味，将灶心土研细，加鸡蛋、少量清水，调和成稀糊状。每用时，先用桃枝、柳枝煎水浴洗患儿；然后取上药糊，涂敷于患儿头顶、心窝及手足心。

方 3

药物：淡豆豉 60 克

用法：上一味，研为细末，用水调和，做成团状。每用时，先用药团擦患儿头顶、手脚心五六遍；然后再从心窝擦至脐部五六遍。

方 4

药物：青铜钱 120 文

用法：上一味，以水煎煮数沸，待水变温后浴洗患儿。

方 5

药物：古钱 14 文　米粉 25 克　熟艾 40 克

用法：上三味，先用水分别调和米粉和熟艾，做成两个团状。然后再用水煎古钱数沸，待水变温后浴洗患儿，再用两药团先后分别擦患儿心窝及手足心。

方 6

药物：马屎 90 克

用法：上一味，烧令烟尽，用烧酒 2000 克煮三沸，去渣，待酒变温后浴洗患儿。

方 7

药物：灶心土 30 克　蚯蚓粪 30 克

用法：上二味，共研为细末，用水调和，涂敷于患儿头顶及手脚心。

方 8

药物：淡豆豉　灶心土　蚯蚓粪各 30 克

用法：上三味，共研为细末，用醋调和，做成团状。每用时，先以药团擦患儿头顶、手脚心五六遍，再用药团从心窝擦至脐部六七遍。

# 目闭不开

（一）病证

初生婴儿，眼睛不红不肿，但闭而不开。

（二）治疗

方

药物：黄连 20 克

用法：上一味，浓煎取汁，涂摩两脚心。

# 天行赤眼

### （一）病证

眼睛突然红肿疼痛、作痒、畏光多泪，继则眼眵黏稠，并容易引起黑珠起星生翳。

### （二）治疗

方 1

药物：木芙蓉叶 30 克

用法：上一味，烤干研为细末。每用时，取药末 3 克，用水调和，敷于两太阳穴。

方 2

药物：马牙硝 90 克　黑豆末 30 克

用法：上二味，先将牙硝研为细末，装在一新竹筒内，封口，埋于地下四十几天，取出再研，然后同黑豆末拌和均匀，用水调成糊状。每用时，取药糊少许摊在纸上，贴于两太阳穴。

方 3

药物：黄连末 15 克

用法：上一味，以水调和，涂敷于患儿两脚心。

方 4

药物：鹅不食草 6 克　青黛 3 克　川芎 3 克

用法：上三味，共研为细末。每用时，以一纸筒，取少许药末，放于患者鼻孔中，以病人流泪为限。

方5

药物：硝石0.3克　冰片3克　青黛3克

用法：上二味，共研为细末。每用时，以一纸筒，取少许药末，放于病人鼻孔中。

方6

药物：川芎15克　薄荷10克　郁金10克　芒硝15克　乳香9克　冰片3克

用法：上六味，共研为细末。每用时，以一纸筒，取少许药末，放于病人鼻孔中。

方7

药物：黄连　黄柏　黄药子　苦参　朴硝各60克

用法：上五味，共研为细末，用茶水调和，涂敷于两太阳穴，干后用水润湿。

方8

药物：黑豆（炒，去皮，研）　马牙硝（研）　青黛（研）各30克　冰片（研）3克

用法：上四味，共研为细末，每用时，取药末3克，用凉蜜水调和，摊在两块圆形布上，贴于两太阳穴，并不断用凉水润湿。

方9

药物：青黛30克　芒硝　牙硝各21克　食盐15克　冰片3克

用法：上五味，共研为细末。每用时，以一纸筒，取少许药末，放于病人鼻孔中。

方10

药物：苦葫芦子49粒　谷精草3克　瓜蒂14枚（烧灰）　乳香　薄荷各3克　冰片1克

用法：上六味，共研为细末。每用时，以一纸筒，取少许药末，放于病人鼻孔中。

方11

药物：青黛3克　大豆（去皮）　黄柏各9克　马牙硝　黄连各9克

用法：上五味，共研为细末。每用时，取药末3克，用蜜、冷水各

半调和，摊在两块圆形布上，贴于两太阳穴。

方 12

药物：黄丹 15 克

用法：上一味，研为细末，用白蜜调和，涂敷于两太阳穴。

方 13

药物：乳香　芒硝　青黛各 15 克　冰片 3 克

用法：上四味，共研为细末。每用时，以一纸筒，取少许药末，放于病人患眼一侧的鼻孔中。

方 14

药物：黄芩　黄柏各 10 克　生大黄 15 克

用法：上三味，共研为细末，用生蜜调和成糊状，摊在圆形布上，贴于患眼一侧的太阳穴上。

方 15

药物：黄连 15 克　熟艾叶 90 克　冰片 3 克

用法：上三味，将黄连放于水中浸泡去皮，晒干研为细末，用水调和，均匀地摊在一只瓷碗内；再取铜钱六十文，分作三堆，将艾叶放在其中，把摊有药的碗覆盖在铜钱上，然后点火烧艾叶，至碗中的药熏干为止，最后括下碗中的药，加冰片研为细末贮于瓷瓶中备用。每用时，以一纸筒，取少许药末，放于病人鼻孔中。

方 16

药物：硝石 60 克　麝香少许　莱菔子适量

用法：上三味，将硝石装于瓷瓶内，用小火慢慢溶化，再每次取二三十粒莱菔子投于瓶中，待烟出尽后再投，直至莱菔子、硝石无声时，去火放冷，敲破瓷瓶，取出莱菔子拣净，每 15 克莱菔子加麝香少许，研为细末。每用时，以一纸筒，取药末 0. 1 克，放于患眼一侧鼻孔中。

方 17

药物：黄芪　细辛　当归　杏仁去皮尖　防风　松脂各 15 克　白芷 30 克　黄蜡 30 克　麻油 120 克

用法：上九味，除黄蜡、麻油外，将其余各药研为细末备用，再将蜡、油放锅中溶化，小火煎熬，下药末收膏，退火。摊为膏药，贴于太阳穴上。

# 暴风客热

## （一）病证

眼睛突然红肿，白睛暴赤，热泪汪汪，羞明隐涩，严重者引起星点翳膜。

## （二）治疗

方 1

药物：桑叶 30 克

用法；上一味，研为细末，取两寸见方纸一张，将药末均匀地撒在纸上，卷作捻子，点燃，以烟熏鼻。

方 2

药物：枯矾不拘多少

用法：用枯矾反复地搽眉心。

方 3

药物：薄荷叶 6 克　青黛　石膏　芒硝　川芎各 1.5 克　细辛 6 克　蔓荆子 1 克

用法：上七味，共研为细末。每用时，以一纸筒，取少许药末，放于病人鼻孔中。

方 4

药物：青黛 4.5 克　蔓荆子 4.5 克　川芎 3.2 克　薄荷 6 克　郁金 3 克　石膏 3 克　细辛 3 克　红豆 1 粒　芒硝 3 克

用法：上九味，共研为细末。每用时，以一纸筒，取少许药末，放于病人鼻孔中。

方 5

药物：川芎　甘菊各 6 克　乳香　没药各 3 克

用法：上四味，共研为细末。每用时，以一纸筒，取少许药末，放于病人鼻孔中。

方 6

药物：黄连　黄芩　黄丹　大黄各 15 克　黄柏 30 克

用法：上五味，共研为细末。每用时，取药末 3 克，调成膏状，摊在圆形细布上，贴于患眼一侧的太阳穴部位。

方 7

药物：川芎　细辛（去叶土）　香白芷　藿香叶各 20 克　闹羊花　谷精草各 15 克

用法：上六味，共研为细末。每用时，以一纸筒，取少许药末放于病人鼻孔中，并以两手按揉太阳穴。

方 8

药物：寒水石（烧红，飞过，研细）6 克　冰片（研细）3 克　南硼砂（研细）1.5 克

用法：上三味，共研为细末。每用时，以一纸筒，取少许药末，放于病人鼻孔中。

方 9

药物：雄黄（水透过）　辰砂各 6 克　细辛 15 克　冰片 1 克　麝香少许

用法：上五味，共研为细末。每用时，以一纸筒，取少许药末，放于病人鼻孔中。

方 10

药物：干姜炮　防风（去芦）各 30 克　曾青 120 克　蔓荆子（去皮）60 克

用法：上四味，共研为细末。每用时，以一纸筒，取少许药末，放于病人鼻孔中。

方 11

药物：桑叶　大黄　荆芥　朴硝各 5 克

用法：上四味，共研为细末，用蜂蜜调和，涂敷于两太阳穴上。

方 12

药物：青黛　蔓荆子　川芎　郁金　细辛　薄荷各 3 克　石膏 4 克　红豆 1 粒

用法：上八味，共研为细末。每用时，以一纸筒，取少许药末，放于病人鼻孔中。

方 13

药物：生白矾 6 克　川乌头（去皮，瓦上焙焦）6 克　黄连 6 克

用法：上三味，共研为细末，再加入面粉 1.5 克，用生姜、薄荷汁调和，做成饼状，贴于两太阳穴，外以纱布覆盖，胶布固定。

方 14

药物：当归　木贼　荜茇各 5 克

用法：上三味，共研为细末，用茶水调和，涂于舌上，令涎流出。

方 15

药物：干姜末 20 克

用法：上一味，以水调和，涂敷于两足心。

方 16

药物：生大黄　生南星各 10 克

用法：上二味，共置于醋中煎煮数沸，去渣，再以小火煎熬收膏，取药膏涂于两脚心。

# 目红肿痛

## （一）病证

目睛淡红，或有微肿，疼痛，时发时止，一年内常几次发作。

## （二）治疗

方 1

药物：麻油 130 克　硝石（研细）　朴硝（研细）各 30 克　旱莲草汁 25 克　白蜜 15 克

用法：上五味，调和均匀，装在瓷盒内，每天早晨取药一匙，涂摩于头顶上。

方 2

药物：旱莲草汁 500 克　生麻油 500 克　胡桐泪 30 克（布包）

用法：上三味，共放于锅中煎熬，煮数沸后去胡桐泪，收瓷瓶中备用。七日后，每夜用铜筷子蘸药滴于两鼻孔中，每只鼻孔滴 2～3 滴。

方 3

药物：枸杞根白皮　鸡子白皮（焙焦）各 30 克

用法：上二味，共研为细末。每日早、中、晚以一纸筒，取少许药末，放于病人鼻孔中。

# 目内生疮

（一）病证

胞睑局部或整个胞睑红肿，甚至带紫，痛痒交作。轻者数日内可自行消散，重者溃破脓排出后始愈。

（二）治疗

方 1

药物：生南星末 9 克　生地黄不拘多少

用法：上二味，共捣研成膏，分做成两饼，贴于两太阳穴，外以纱布覆盖，胶布固定。

方 1

药物：苍耳茎叶 90 克　乳香 3 克

用法：上二味，共研为细末。每用时，取药末 3 克，放于香饼上烧烟，将烟吹于病人鼻孔中。

方 3

药物：苍耳子 15 克　乳香 3 克

用法：上二味，共研为细末，撒在一张约两寸见方的纸上，卷作捻子，点燃烧烟，将烟吹于病人鼻孔中。

# 睫毛倒入

（一）病证

眼胞睑内紧外松，睫毛卷曲，刺扫眼球，涩痛流泪，频频扎目，羞明难张，日久不解，黑睛出现云翳，影响视力，甚至导致失明。

（二）治疗

方 1

药物：木鳖子 1 个

用法：上一味，去壳，研为细末，用布包裹。若左眼倒睫，将药塞于右侧鼻孔中；若右眼倒睫，将药塞于左侧鼻孔中。

方 2

药物：猬刺　枣针　白芷　青黛各 5 克

用法：上四味，共研为细末。每用时，以一纸筒，取少许药末，放于患眼一侧的鼻孔中。

方 3

药物：木鳖子 2 个（炒）　木贼 120 节　地龙两条（去土）　赤龙爪 120 个

用法：上四味，共研为细末，每用时，先拔掉倒睫，再用纸捻蘸药末放于鼻孔中。一日 3 ~5 次。

方 4

药物：炮甲　地龙（去土）　蝉蜕　五倍子各 5 克

用法：上四味，共研为细末。每用时，先拔掉倒睫，再用纸筒取少许药末，放于患眼一侧的鼻孔中。

方5

药物：穿山甲30片

用法：上一味，用木篦子刮去甲片里面的肉，涂上羊腰窝部位的油，放火上炙烤，反复涂油，反复炙烤，直至甲片炙酥，研为细末。每用时，先拔掉倒睫，再以一纸筒，取少许药末，放于病人患眼一侧鼻孔中。

方6

药物：川芎　石斛　木贼（去节）各6克　人蛔虫（略阴干）3克

用法：上四味，共研为细末。每用时，以一纸筒，取少许药末，放于病人两鼻孔中。

方7

药物：十二月热蝇子10克

用法：上一味，烤干研为细末，每用时，以一纸筒取少许药末，放于病人鼻孔中。

方8

药物：草乌　南星　干姜　桂枝各5克

用法：上四味，共研为细末，用水调和，敷于两脚心。

# 胬肉攀睛

## （一）病证

多从眼角内生出胬肉，头尖厚大，或头齐而薄，色白或带微黄，微痒微涩，逐渐向中部伸展，甚至掩盖瞳仁。

## （二）治疗

方 1

药物：韭菜根 20 克

用法：上一味，洗净，用橘叶包裹，男左女右塞于鼻孔中。

方 2

药物：芒硝 30 克　乳香　没药各 5 克

用法：上三味，共研为细末。每用时，以一纸筒，取少许药末，放于病人鼻孔中。

方 3

药物：羌活　防风　荆芥　川芎　白芷　细辛　蔓荆子　薄荷　闹羊花各 3 克　熟石膏　风化硝　黄连　青黛各 9 克　鹅不食草 15 克

用法：上十一四味，共研为细末。每用时，以一纸筒，取少许药末，放于病人鼻孔中。

# 冷　　泪

（一）病证

眼睛不红，或红而不甚，经常泪下，迎风更甚，泪下清稀，流时无热感。

（二）治疗

方 1

药物：乳香　没药　川芎　石膏　雄黄各 6 克　芒硝 15 克

用法：上六味，共研为细末。每用时，以一纸筒，取少许药末，放于病人鼻孔中。

方 2

药物：香附　苍术　椒目各 5 克　麝香少许

用法：上四味，共研为细末。每用时，以一纸筒，取少许药末，放于病人鼻孔中。

# 翳膜遮睛

## （一）病证

黑睛生有翳膜，逐渐向中部伸展，甚至遮盖瞳仁，影响视力。

## （二）治疗

方1

药物：洁白芒硝150克

用法：上一味，置于银锅内，上盖一片新瓦，用炭火慢慢熬熔，去清汁，倒于另一容器内，凝结如玉者为好，取出加入等量的冰片，研为细末。每用时，以一纸筒，取少许药末，放于病人鼻孔中。

方2

药物：冬青叶脑7个　五倍子9克

用法：上二味，煎水一碗，令病人将舌尖伸出，趁热浸于药水中，经常浸泡，自然会好。

方3

药物：蒲黄3克　黄连　白及各15克　黄柏（去粗皮）6克　赤小豆30克

用法：上五味，共研为细末。每用时，取药末3克，用井花水调成糊状，涂敷于囟门上。一日换药一次。

方4

药物：旱莲草　兰青各1把　油500克

用法：上三味，先将莲子草、兰青切细，放人油中，装于瓷瓶内，以纸封瓶口，浸泡四十九日后起用。每天临睡时以铁匙取药，摩头顶四十九遍。

方5

药物：凤凰衣　当归　薄荷　荆芥穗　藁本　谷精草　煅石膏　没药（研）　菟丝子酒（蒸）　白葛根　蔓荆子　苦丁香　汉防己　川芎　赤小豆　乳香（研）　九节菖蒲（去毛，炒）　香白芷　自然铜（火煅醋淬七次）　火爪龙　郁金各3克　雄黄（研）　定风子　细辛各4.5克

用法：上二十四味，共研为细末。每日早、中、晚，以一纸筒，取少许药末，放于病人鼻孔中。

方6

药物：生麻油1000克　酥曾青（研）各30克　大青　栀子　长理石　玉竹　朴硝　吴兰各4.5克　槐子30克　淡竹叶1把　空青（研）60克　盐花90克　旱莲草汁500克

用法：上十四味，除麻油、酥、旱莲草汁外，其余各药共研为粗末，装于细布袋内，封口，将油、酥、药袋一同放于锅中煎熬半日，然后再下旱莲草汁，继续煎熬至汁尽，去渣收膏，贮于瓶中备用。每晚临睡前，用小铁匙取药约3克，涂于病人头顶上，用铁匙反复摩擦，让药汁透入毛孔中。

注：曾青，为碳酸盐类矿物蓝铜矿的矿石成层状者。

吴兰，为蓼科植物蓼兰的果实。

# 青　　盲

（一）病证

眼睛外观完好，只是病人自觉视力减退，视物昏蒙不清；或眼前阴影一片，甚至呈现青、绿、蓝、碧或黄赤等色。日久失治，则不辨人物，不分明暗。

（二）治疗

方

药物：槐芽　胡黄连　杨梅青各 30 克　冰片（研）3 克

用法：上四味，共研为细末。每用时，以一纸筒，取少许药末，放于患眼一侧的鼻孔中。待鼻中有黄水流出时，即可见好。

# 瞳神缩小

## （一）病证

瞳神缩小，甚者细如针孔，失去展开的功能，一般多反复发作。日久失治，可导致失明。

## （二）治疗

方 1

药物：老生姜 1 块

用法：上一味，放于火中烧热，切成薄片，贴于眉心，冷后即换。

方 2

药物：鹅不食草 6 克　青黛　川芎各 3 克

用法：上三味，共研为细末。每用时，以一纸筒，取少许药末，放于病人鼻孔中。可经常使用，以眼泪流出为止。

# 异物入目

## （一）病证

异物入目，指飞虫、细小砂粒、煤屑、粉尘、金属碎屑等异物飞冲入目而言。症状视受伤部位而不同，但病人眼睛都有沙涩刺痛感。

## （二）治疗

方 1

药物：皂角末 10 克

用法：上一味，每用时，以一纸筒，取少许药末，放于病人鼻孔中，得嚏则出。

方 2

药物：酥油 10 克

用法：上一味，每用时，取数滴滴于病眼一侧鼻孔中。令病人低头而卧，让酥油流于眼中，泪与异物一同流出。

方 3

药物：石菖蒲 10 克

用法：上一味，捶碎，塞于病眼对侧的鼻孔中。

方 4

药物：开水 1 杯　食盐 3 克　明矾 9 克

用法：上三味，将食盐、明矾溶于开水中，搅拌均匀，令病人伸出舌尖，浸于水中。

方 5

药物：火麻子 30 克

用法：上一味，研碎，用井水调和一碗，令病人伸出舌尖，浸于水中，让涎沫自行流出。

方 6

药物：猪油 1 块

用法：上一味，去掉筋膜，放于水中煎煮，待水上浮起像油一样液体时，用一小勺掠起来，装于一小碗内，再煮再掠。临用时令病人仰卧，去掉枕头，取油样液体数滴，滴于病人鼻孔中，滴 2 ~ 3 次时，油液从眼角中流出，异物也随之排出。

方 7

药物：猪板油 0.3 克

用法：上一味，塞于有异物眼睛一侧的鼻孔中。

# 眼睛昏花

(一) 病证

风热上攻，眼睛昏蒙，视物不清，或眼前见花、黄、红、白、黑不定之景物。

(二) 治疗

方 1

药物：石膏（水飞）6 克　冰片 3 克（另研）

用法：上二味，共研为细末。每用时，以一纸筒，取少许药末，放于病人鼻孔中。

方 2

药物：川芎　薄荷　荆芥穗各 15 克　芒硝　石膏　桔梗各 30 克　冰片 1 克

用法：上七味，共研为细末。每用时，以一纸筒，取少许药末，放于病人鼻孔中。

方 3

药物：花粉　荸荠粉各 30 克　人乳粉　珍珠粉　飞辰砂人参（可用西洋参代）玫瑰花　檀香　木香　降香　伽南香安息香（上二者无，可用山柰 3 克代）　沉香　琥珀各 6 克　薄荷　生大黄　硼砂　丁香各 3 克　补骨脂 2 克　甘松 1.5 克麝香少许　冰片 1.5 克　甘草 2.5 克　煨石膏适量　西牛黄少许

用法：上二十五味，共研为细末，装于瓷瓶内，用蜡密封，不让泄气，每日用鼻闻两次。

方4

药物：生麻油1000克　沉香　白檀香　木香　苏合香各30克　蔓荆子　防风各60克　馀甘子15克　朴硝45克　甘粉子　零陵香　丁香　白茅香　广角屑　冰片（研）各0.3克　空青（研）1克　石膏（研）　生铁各90克　旱莲草汁1000克

用法：上十九味，除麻油、旱莲草汁外，其余各药共捣研为粗末，装于一新布袋内，封口，置于一铁质容器中，倒入麻油、旱莲草汁，浸泡七天，取药汁涂摩头顶。

方5

药物：苍术　柴胡　龙胆草　苦参　玄参　生地　赤芍归尾　川芎　荆芥　防风　麻黄　白芷　细辛　薄荷　大黄　芒硝　黄连　黄芩　黄柏　栀子　茺蔚子　五倍子　决明子　蓖麻子　羌活　连翘　木芙蓉叶　陈胆星　木鳖子　杏仁　桃仁　蛇蜕　蝉蜕　木贼草　穿山甲　菖蒲　红花　乳香　没药各30克　羚羊角24克　广角片3克　丁香3克　槐枝　柳枝　桃枝　桑枝　枸杞根　竹叶　菊叶各250克　生姜30克　石膏　黄蜡　松香各120克　羊胆2个　冰片适量　麻油3500克　飞黄丹1720克

用法，上五十八味，先将槐枝以下、生姜以上八味药放于麻油中煎熬，数沸后去渣，再下丁香以上四十三味药，继续煎熬，煎至麻油滴水成珠时，去药渣，下黄丹收膏，最后下石膏、黄蜡、松香、羊胆汁，搅拌均匀，摊成膏药。每用时，取膏药两张，掺少许冰片，贴于两太阳穴。

方6

药物：白附子（炮，去皮脐）　木香各30克　冰片15克　青盐45克　朱砂7.5克　牛酥60克　鹅脂120克

用法：上七味，除酥、脂外，其余各药共研为细末，再用牛酥、鹅脂一同用小火煎熬成膏，每用时，取药膏少许，摩擦头顶上。

方7

药物：川芎　甘草　细辛　桔梗各6克　蝎梢7个　冰片6克　薄荷叶6克　雄黄3克

用法：上八味，除雄黄外，其余各药共研为细末，再加入雄黄研为极细末。每用时，以一纸筒，取少许药末，放于病人鼻孔中。

# 目　痛

## 一、火毒上攻

### （一）病证

眼睛红肿疼痛，或兼见头痛、牙痛、耳鸣等症。

### （二）治疗

方 1

药物：乳香　没药　雄黄　芒硝各 5 克

用法：上四味，共研为细末。每用时，以一纸筒，取少许药末，放于病人鼻孔中。

方 2

药物：乳香　没药　雄黄　芒硝　黄连各 5 克

用法：上五味，共研为细末。每用时，以一纸筒，取少许药末，放于病人鼻孔中。

方 3

药物：乳香　没药　雄黄各 3 克　芒硝 6 克　郁金 15 克

用法：上五味，共研为细末。每用时，以一纸筒，取少许药末，放于病人鼻孔中。

方 4

药物：乳香　没药　雄黄各 6 克　芒硝 15 克　川芎　石膏各 6 克

用法：上六味，共研为细末。每用时，以一纸筒，取少许药末，放于病人鼻孔中。

方 5

药物：乳香　没药　雄黄　芒硝　川芎　石膏　铜绿各 5 克

用法：上七味，共研为细末。每用时，以一纸筒，取少许药末，放于病人鼻孔中。

方 6

药物：乳香　没药　雄黄各 6 克　芒硝 15 克　川芎　白芷各 6 克

用法：上六味，共研为细末。每用时，以一纸筒，取少许药末，放于病人鼻孔中。

方 7

药物：乳香　没药各 1.5 克　雄黄 1 克　火硝 3 克　黄丹 1.5 克

用法：上五味，共研为细末。每用时，以一纸筒，取少许药末，放于病人鼻孔中。

方 8

药物：乳香　火硝　青黛各 6 克

用法：上三味，共研为细末。每用时，以一纸筒，取少许药末，放于病人鼻孔中。

方 9

药物：朴硝　雄黄各 10 克

用法：上二味，共研为细末。每用时，以一纸筒，取少许药末，放于病人鼻孔中。

## 二、风邪上扰

### （一）病证

眼睛疼痛，不红不肿，头痛，眉骨痛，甚或鼻子壅塞，不闻香臭。

### （二）治疗

方 1

药物：白芷 12 克　生乌头 3 克

用法：上二味，共研为细末。每用时，以一纸筒，取少许药末，放于病人鼻孔中。

方2

药物：地龙（去土）6克　谷精草3克　乳香（研）3克

用法：上三味，共研为细末。每用时，取药末1.5克，放于香上燃烧，用一纸罩罩住，令病人鼻孔对准罩口吸烟。

方3

药物：鸡苏　川芎　马牙硝（研）各6克　石膏（研）　乳香（研）各3克　冰片（研）1克

用法：上六味，共研为细末。每用时，以一纸筒，取少许药末，放于病人鼻孔中。

方4

药物：川芎　郁金　白芍　荆芥穗　芒硝各15克　乳香　没药　薄荷叶各3克　冰片1.5克

用法：上九味，共研为细末。每用时，以一纸筒，取少许药末，放于病人鼻孔中。

方5

药物：寒水石　防风　细辛　薄荷　川芎　白芷　独活　黄芩　蓖麻子（去壳）各5克

用法：上九味，共研为细末，冬季用蜜水调和，春、夏、秋三季用井水调和，涂于两太阳穴处。

方6

药物：地龙（去土）　冰片（研）　瓜蒂　赤小豆　马牙硝各5克

用法：上五味，共研为细末。每用时，以一纸筒，取少许药末，放于病人鼻孔中。

方7

药物：川芎　白附子各9克　细辛3克　滑石　槐芽各9克　冰片1克

用法：上六味，共研为细末。每用时，以一纸筒，取少许药末，放于病人鼻孔中。

# 偷　针　眼

## （一）病证

胞睑边缘长小疖，初起形如麦粒，微痒微痛，继而焮肿拒按。

## （二）治疗

方 1

药物：生南星 9 克　生地黄不拘多少

用法：上二味，共捣研如膏，贴于两太阳穴上，外用纱布覆盖，胶布固定。

方 2

药物：野芹菜 1 把，去根叶

用法：上一味，捣烂，敷贴于手腕上，外用纱布覆盖，胶布固定。

# 瞳神不正

（一）病证

小儿由于跌扑损伤，致使瞳神偏邪不正。

（二）治疗

方

药物：石楠叶 30 克　甜瓜蒂 7 个　藜芦 1 克

用法：上三味，共研为细末。每用时，以一纸筒，取少许药末，放于鼻孔中。

# 附：眼病通用方

## （一）病证

主治男子、妇人各种眼病。

## （二）治疗

方 1

药物：川芎　白芷　细辛　龙脑叶　猪牙皂角子各 5 克

用法：上五味，共研为细末。每用时，以一纸筒，取少许药末，放于病人鼻孔中。

注：龙脑叶，为龙脑香科植物龙脑香树的叶子。

方 2

药物：芒硝 60 克　没药　乳香各 15 克

用法：上三味，共研为细末。每用时，以一纸筒，取少许药末，放于病人鼻孔中。

方 3

药物：郁金 3 克　荜茇　薄荷　甘草　苍耳茎叶　细辛　芒硝各 6 克　蜈蚣 1 条　两头尖　青黛　川芎　雄黄各 6 克　白芷　乳香各 6 克　石膏 15 克　蝎梢 3 克　麻黄 1.5 克（烧灰）

用法：上十七味，共研为细末。每用时，以一纸筒，取少许药末，放于病人鼻孔中。

注：两头尖，此处当为鼠科动物雄性褐家鼠等的干燥粪便。

方 4

药物：甘草　人参　天麻　白芍　薄荷　荆芥　川芎　乳香　没药

白芷　甘松　郁金　细辛　藁本　茯苓　防风　桔梗　甘菊花各5克

用法：上十八味，共研为细末，每用时，以一纸筒，取少许药末，放于病人鼻孔中。

方5

药物：蔓荆子　全蝎（去毒，炒）　闹羊花　川芎各0.3克　白芷　细辛　鹅不食草各1.5克　雄黄（别研）　乳香（别研）　没药（别研）各1.5克　郁金（研末）　芒硝（别研）各12克　冰片　薄荷各12克

用法：上十四味，共研为细末。每用时，以一纸筒，取少许药末，放于病人鼻孔中。

方6

药物：细辛　川芎　薄荷　蔓荆子各5克

用法：上四味，共研为细末。每用时，以一纸筒，取少许药末，放于病人鼻孔中。

# 口　　疮

(一) 病证

口腔内生有黄豆大或豌豆大溃烂点，数目或多或少，有的溃烂点单个独立，有的数个溃烂点融合成片，表面鲜红或淡红，灼热疼痛，有的反复发作。

(二) 治疗

方 1

药物：木芙蓉花（或叶，或皮，或根均可）30 克

用法：上一味，捣烂如泥，用两个鸡蛋清拌和均匀，煎热放冷，敷于心窝、肚脐两处，外用纱布覆盖，胶布固定。

方 2

药物：黄连　黄芩　黄柏各 10 克

用法：上三味，共研为细末。以水调和，敷于两足心。

方 3

药物：赤芍药　用大黄　宣黄连各 10 克

用法：上三味，共研为细末，以猪胆汁调和，敷于囟门上。一日换药两次。

方 4

药物：生白矾 20 克

用法：上一味，研为细末，用水调和，摊在纸上，贴于脚心，然后不断用水润湿。

方 5

药物：白矾 90 克

用法：上一味，研为细末，用温水化开，将双脚放于其中浸泡半日。

方 6

药物：寒食面 15 克　硝石 21 克

用法：上二味，共研为细末。每用时，取药末 1.5 克，用水调和，摊在纸上，男左女右，贴于足心，外用纱布固定。

方 7

药物：吴茱萸末 15 克

用法：上一味，每用时，先将脚擦干净，再将吴茱萸末炒热，男左女右置于足心，外用纱布固定。

方 8

药物：吴茱萸末 15 克

用法：上一味，用水或好醋调和，敷于足心。

方 9

药物：吴茱萸　地龙各 5 克　生曲 1 粒

用法：上三味，共研为细末，用米醋调和，敷于足心。

方 10

药物：柴胡　吴茱萸各 10 克

用法：上二味，共研为细末。每用时，取药末 3 克，用好酒调和，男左女右敷于足心。

方 11

药物：草乌　吴茱萸各 10 克

用法：上二味，共研为细末，用蜂蜜调和，敷于足心。

方 12

药物：附子 10 克

用法：上一味，研为细末，用醋或姜汁调和，男左女右敷于足心。

方 13

药物：南星（去粗皮）15 克

用法：上一味，研为细末，用醋或唾液调和，男左女右敷于足心。

方 14

药物：乌头尖 7 个　天南星 1 个

用法：上二味，共研为细末，用生姜在地下磨汁调和，男左女右敷于足心。

方 15

药物：黄柏　天南星各 10 克

用法：上二味，共研为细末，用醋调和，敷于足心。

方 16

药物：生硫黄 20 克

用法：上一味，研为细末，用水调和，敷于足心。

方 17

药物：生硫黄　硝石　麦面各 10 克

用法：上三味，共研为细末，用水调和，敷于足心。

方 18

药物：密陀僧 15 克

用法：上一味，研为细末，用醋调和，敷于足心。

方 19

药物：密陀僧　天南星各 10 克

用法：上二味，共研为细末，用醋调和，敷涂于脚心或眉心。

方 20

药物：生香附　生半夏各 6 克

用法：上二味，共研为细末，用鸡蛋清调和，做成饼状。贴于足心，外用纱布固定。

方 21

药物：淀粉　巴豆仁各 10 克

用法：上二味，共捣研如泥，敷于眉间，外用普通膏药固定。

方 22

药物：巴豆仁 3 粒（去皮不去油）　黄丹 1.5 克

用法：上二味，共捣研如泥，敷于眉间。当四周出现粟米大小疮点时，即洗去药泥。

方 23

药物：巴豆仁 1 粒（不去油）

用法：上一味，捣研如泥。每用时，先剃掉头顶头发，将药泥敷涂在囟门上。当四周出现粟米大小泡时，即洗掉药泥。再用菖蒲煎水洗，以防生疮。

方 24

药物：巴豆仁 2 粒（不去油）　朱砂 1 克　红土 2 克

用法：上三味，共捣烂如泥。每用时，先剃去头顶头发，将药泥敷涂在囟门上，当四周出现粟米大小泡时，即用温水洗掉药泥，再用菖蒲煎水洗，以防生疮。

方 25

药物：巴豆仁 2 粒（不去油）　朱砂　黄丹各 1 克

用法：上三味，共捣烂如泥。每用时，先剃去头顶头发，将药泥敷涂在囟门上，当四周出现如粟米大小泡时，即用温水洗去药泥，再用菖蒲煎水洗，以防生疮。

方 26

药物：草乌 1 个　南星 1 个　生姜 1 块

用法：上三味，共研为细末，每用时，取药末 6 克，用醋调和，敷涂于足心。

方 27

药物：细辛 10 克

用法：上一味，研为细末，用醋调和，敷涂于脐部。

方 28

药物：吴茱萸 30 克　地龙末 15 克　葱 1 把　蜀椒 10 克

用法：上四味，将吴茱萸研为细末，用醋一大杯调和，煎熬成膏，退火，撒入地龙末，搅拌均匀。每用时，先取葱、椒煎水洗脚，擦干，再取膏药涂遍两脚底。

# 口舌糜烂

## （一）病证

口腔黏膜及舌面糜烂成片，口腔内有特殊气味。

## （二）治疗

方 1

药物：大黄 9 克　丁香 10 粒　绿豆粉 6 克

用法：上三味，共研为细末，用开水或醋调和，敷涂足心。

方 2

药物：吴茱萸 12 克

用法：上一味，研为细末，用好热醋调和，敷涂于足心。

方 3

药物：吴萸茱 5 克　生蚯蚓 2 条　细面 5 克

用法：上三味，共捣研细，用醋调和，敷涂足心。

方 4

药物：巴豆仁 1 粒（去油）　黄丹 1 克　米饭少许

用法：上三味，共捣烂如泥，敷贴于眉心，外用普通膏药固定。

方 5

药物：巴豆霜　黄连　朱砂各 5 克

用法：上三味，共捣烂如泥，摊在纸上。每用时，先将囟门部的头发剃掉，把药泥贴上，当四周出现如粟米样小泡时，即用温水洗掉药泥，再用菖蒲煎水擦洗。

方 6

药物：理中膏 1 张　附子末 15 克

用法：上二味，先取理中膏贴于胸部；再将附子末用水调和，涂敷于两足心。

# 重　舌

## （一）病证

心脾积热，气血俱盛，舌下近舌根部血脉胀起，状如小舌。

## （二）治疗

方 1

药物：巴豆仁半粒　米饭 5 粒

用法：上二味，共捣烂如泥，做成饼状，贴在印堂上，当药四周起小泡时，即洗掉。

方 2

药物：白及 10 克

用法：上一味，研细，用乳汁调和，敷涂于足心。

方 3

药物：木兰皮（长 1 尺，宽 4 寸）

用法：削去外层粗皮，切细，用醋煎煮，去渣，待醋变温后，先浸泡双手，再浸泡两脚，手脚反复交替浸泡。

方 4

药物：白矾 20 克　鸡蛋 1 个

用法：上二味，先将白矾研细，鸡蛋去壳，再加食醋同白矾、鸡蛋一同调和均匀，敷涂于两脚心。

# 裂舌

（一）病证

舌忽然胀大肿硬，活动不灵活，影响语言和呼吸。

（二）治疗

方

药物：木芙蓉花（或叶，或皮，或根均可）30 克

用法：上一味，捣烂，同鸡蛋两个调匀，煎热，待冷后，分别敷于心窝、肚脐两处，外用纱布覆盖，胶布固定。

# 翠舌风（蛇舌）

（一）病证

舌从两侧口角伸出，不停动摇，常卷两边口角。

（二）治疗

方 1

药物：木芙蓉花（或叶，或皮，或根均可）30 克

用法：上一味，捣烂，同鸡蛋两个调和均匀，煎热，待冷后分别敷于心窝、肚脐两处，外用纱布覆盖，胶布固定。

方 2

药物：翠鸟 1 只

用法：上一味，割取舌头，阴干备用。每用时取鸟舌，在病人额上点戳几下。

# 舌出不收

（一）病证

伤寒病后，舌伸出口外，不能回收，影响饮食、语言及呼吸。

（二）治疗

方

药物：巴豆仁1粒

用法：上一味，去油取霜，以纸包裹，塞于鼻孔内。

# 唇　　菌

## （一）病证

嘴唇突然翻转突起，形如猪嘴。

## （二）治疗

方 1

药物：地龙 10 条　吴茱萸 6 克　面 3 克

用法：上三味，共捣研均匀，加热醋拌和成泥状。每用时，先烧两少商穴，再取药泥敷于两脚心。

方 2

药物：地龙 10 条　吴茱萸 6 克

用法：上二味，先将地龙捣烂，吴茱萸烧灰存性，再将二味拌和均匀，用热醋调和，敷于两脚心。

# 下颌骨脱位

（一）病证

下颌关节脱位，门腔只能张开不能合拢。

（二）治疗

方

药物：皂角末 10 克

用法：先令患者饮醉大睡；再以纸筒取药末少许，放于病人鼻孔中，得嚏即正。

# 牙　　痛

## 一、实火牙痛

### （一）病证

牙齿疼痛剧烈，牙龈红肿，甚至出血，肿连腮颊，口渴口臭。

### （二）治疗

方1

药物：大黄末10克

用法：上一味，以一纸筒，取少许药末，放于牙痛一侧的鼻孔中。

方2

药物：陈壁上尘土20克　食盐10克

用法：上二味，共置于锅中炒热，研为细末，每用时，以一纸筒，取少许药末，放于牙痛一侧鼻孔中。

方3

药物：苍盐12克（炒）　青黛1.5克

用法：上二味，共研为细末。每用时，以一纸筒，取少许药末，放于牙痛一侧鼻孔中。

方4

药物：青黛　雄黄　红豆各1.5克

用法：上三味，共研为细末。每用时，以一纸筒，取少许药末，放于牙痛一侧的鼻孔中。

方 5

药物：风化牙硝 15 克

用法：上一味，研为细末。每用时，以一纸筒，取少许药末，放于牙痛一侧鼻孔中。

方 6

药物：芒硝 15 克

用法：上一味，研为细末。每用时，以一纸筒，取少许药末，放于牙痛一侧鼻孔中。

方 7

药物：石膏　芒硝　乳香　没药　雄黄　川芎各 5 克

用法：上六味，共研为细末。每用时，以一纸筒，取少许药末，放于牙痛一侧鼻孔中。

方 8

药物：苍盐 10 克

用法：上一味，研为细末。每用时，以一纸筒，取少许药末，放于牙痛一侧鼻孔中。

方 9

药物：鹅不食草 30 克

用法：上一味，以棉包裹，放于怀中，待干后取出，研为细末。每用时，以一纸筒，取少许药末，放于牙痛一侧鼻孔中。

方 10

药物：乳香 1.5 克　青黛 6 克　芒硝 15 克　麝香少许　玄胡　红豆各 30 粒

用法：上六味，共研为细末。每用时，以一纸筒，取少许药末，放于牙痛一侧鼻孔中。

方 11

药物：地黄　雄黄各 5 克

用法：上二味，共研为细末。每用时，以一纸捻，蘸药末点于病人耳中。

## 二、风热牙痛

### （一）病证

牙齿疼痛呈阵发性，遇风发作，得冷痛减，受热则痛增，牙龈红肿。

### （二）治疗

方 1

药物：五倍子 20 克

用法：上一味，研为细末。用冷水调和，敷涂于腮颊上。

方 2

药物：芸苔子　白芥子　角茴香各 5 克

用法：上三味，共研为细末。每用时，以一纸筒，取少许药末，放于牙痛对侧鼻孔中。

方 3

药物：芸苔子　白芥子　舶上茴香各 30 克

用法：上三味，共研为细末。每用时，先将病人鼻孔洗干净，再以一纸筒，取少许药末，放于牙痛一侧鼻孔中。

方 4

药物：全蝎 21 个　五倍子 15 克　土狗 6 个

用法：上二味，共研为细末，用葱汁调和成膏，摊在纸上，贴在牙痛一侧太阳穴上。

方 5

药物：红豆 10 克

用法：上一味，研为细末。每用时，以一纸筒，取少许药末，放于病人鼻孔中。

方 6

药物：雄黄　红豆　苍盐各 5 克

用法：上三味，共研为细末。每用时，以一纸筒，取少许药末，放于病人鼻孔中。

方7

药物：红豆6克　花碱1克

用法：上二味，共研为细末。每用时，以一纸筒，取少许药末，放于牙痛一侧鼻孔中。

注：花碱，为从蒿、蓼等草灰中提出之碱汁和以面粉经加工而成的固体。

## 三、虚火牙痛

### （一）病证

牙齿隐隐作痛，牙龈微红，久则牙龈萎缩，牙齿浮动，咬物无力，下午疼痛加重。

### （二）治疗

方1

药物：牛附子20克

用法：上一味，研为细末，用唾液调和，敷涂于两脚心。

方2

药物：萝卜子10克

用法：上一味，研为细末，用人乳调和，每用时，取少许，点于痛牙对侧鼻孔中。

## 四、虫牙痛

### （一）病证

牙齿疼痛，牙体出现空洞，严重者，甚至影响咀嚼能力。

（二）治疗

方 1

药物：松脂 1 团

用法：上一味，烤软，塞于鼻孔内，使虫粘脂上。

方 2

药物：巴豆 1 粒　大蒜 1 瓣

用法：上二味，先将巴豆煨黄，去掉外壳；再将蒜瓣切掉一头，剜去中心部分，然后将巴豆放于其中，盖好，用细布包裹，塞于牙痛一侧鼻孔中。

方 3

药物：老大蒜 2 瓣　轻粉 3 克

用法：上二味，共捣烂如泥，男左女右，敷于经渠穴上，外用蚬壳盖住，再用纱布固定。当病人局部有辣感时，随即揭去，起泡时，疼痛即止，挑破水泡，擦净毒水。

方 4

药物：大蒜 2 瓣

用法：上一味，捣烂，敷于经渠穴上，外用纱布固定。过一夜揭去药泥，起有水泡时挑破水泡，揩净黄水。

方 5

药物：芒硝 6 克（研细）　雄黄 3 克（研细）　细辛　皂角各 12 克（研细）　大蒜 2 瓣

用法：上五味，将大蒜同各药末共捣研如泥，做成梧桐子大药丸。每用时，取一丸，用布包裹，塞于牙痛一侧耳中。

方 6

药物：雄黄　干姜各 3 克

用法：上二味，共研为细末。每用时，以一纸筒，取少许药末，放于牙痛对侧鼻孔中。

方 7

药物：砒霜　铅丹各 0.3 克

用法：上二味，先将砒霜研细，装于葱梢内，再以草包裹，置于火中煅烧，当砒霜变成金黄色时取出，再同铅丹一同研为细末。每用时，以灯心蘸药末，点于牙痛一侧耳中。

方 8

药物：砒霜　黄丹各 5 克

用法：上二味，共研为细末，同黄蜡熔成块状，做成黄豆大药丸。每用时，取一丸，用细白布包裹，留一尾，塞入病人牙痛一侧耳内较深部位，一夜后拉出。

方 9

药物：杨梅根皮 30 克（去粗皮）　川芎 1 克　麝香少许

用法：上三味，共研为细末。每用时，以一纸筒，取少许药末，放于牙痛对侧鼻孔中，涎出痛止。

方 10

药物：蓖麻仁 6 粒　麝香少许　大蒜 1 瓣　大枣 1 枚

用法：上四味，先将大蒜放火中烧熟，再同其他各药共捣如泥，做成枣核大药丸。每用时，取一丸，用细白布包裹，留一尾，塞于病人痛牙一侧耳内。

方 11

药物：雄黄 10 克

用法：上一味，研为细末。每用时，以剜耳子，剜少许药末，放于病人痛牙一侧耳中。

方 12

药物：野芫荽 2 根

用法：上一味，做成捻状，塞于病人痛牙对侧鼻孔中。

方 13

药物：蜈蚣 1 条　全蝎 3 个　硝石 15 克　良姜　乳香各 3 克　麝香少许

用法：上六味，共研为细末。每用时，以一纸筒，取少许药末，放于病人鼻孔中。

方 14

药物：细辛　蝎梢各 1.5 克　藜芦　生白矾　雄黄研　猪牙皂角（去皮，炙）各 0.3 克

用法：上六味，共研为细末。每用时，以一纸筒，取少许药末，放于病人痛牙一侧鼻孔中。

方 15

药物：地龙　玄胡　荜茇各 5 克

用法：上三味，共研为细末。每用时，取药末 5 克，用细白布包裹，留一尾巴，塞于病人痛牙一侧鼻孔中。

方 16

药物：玄胡　火硝　地龙　雄黄　蝎梢各 5 克

用法：上五味，共研为细末。每用时，以一纸筒，取少许药末，放于病人鼻孔中。

方 17

药物：玄胡 3 克　斑蝥 3 个　丁香 30 粒

用法：上二味，共研为细末，用水调和，做成赤小豆大药丸。每用时，取一丸，用细白布包裹，留一尾巴，塞于病人牙痛一侧耳中。

方 18

药物：两头尖 1 枚　母丁香 1 枚　大椒 7 粒　麝香少许

用法：上四味，共研为细末。每用时，以一纸筒，取少许药末，放于病人鼻孔中。

方 19

药物：木鳖子　荜茇各 10 克

用法：上二味，先分别研细，再合研为极细末。每用时，以一纸筒，取少许药末，放于病人鼻孔中。

方 20

药物：巴豆仁 7 粒　黑豆 7 个（去壳）

用法：上二味，共捣烂如泥，做成黄豆大药丸。每用时，取一丸，用新细白布包裹，留一尾巴，塞于病人痛牙对侧耳中。一日一夜换药一次，七天为一疗程。

方 21

药物：阿魏　硫黄　砒霜各 0.3 克　雄黄 3 克

用法：上四味，共研为细末，用水调和，做成梧桐子大药丸。每用时，取一丸，用纸捻将药丸塞于牙痛一侧鼻孔中，合口闭气，待气闭难忍时，再换气。

方 22

药物：阿魏　硫黄各 0.3 克

用法：上二味，共研为细末，用面糊调和，做成绿豆大药丸。每用时，取一丸，用细白布包裹，留一尾巴，塞于牙痛一侧耳中。

方 23

药物：乳香　雄黄　硫黄各 0.3 克　麝香少许　砒霜 0.3 克　阿魏 0.1 克

用法：上六味，共研为细末，用馒头皮包成枣核大药丸。每用时，取一丸，用细白布包裹，塞于痛牙一侧鼻孔中。

方 24

药物：巴豆仁 1 粒　大蒜 1 瓣

用法：上二味，共捣研如泥，摊在约一寸见方的纸上，卷成筒状，塞于痛牙一侧耳中。

方 25

药物：雄黄　没药各 3 克　细辛 1.5 克

用法：上三味，共研为细末，每用时，以一纸筒，取少许药末，放于痛牙同侧鼻孔中及对侧耳中。

方 26

药物：海马 1 对　雄黄 15 克　良姜 15 克　轻粉 1 克　麝香少许

用法：上五味，共研为细末。每用时，以一纸筒，取少许药末，放于痛牙一侧鼻孔中。

方 27

药物：皂荚 1 条　谷 5 克　大蒜 1 粒（去皮）　巴豆 7 粒（去壳，用麦麸炒微黄）

用法：上四味，共研为细末，每用时，取药末 3 克，用细白布包裹，留一尾巴，塞于痛牙一侧耳中。

方 28

药物：山柰 6 克　麝香少许

用法：上二味，先将山柰用面团包裹，置火中煨熟，取出，同麝香共研为细末。每用时，以一纸筒，取少许药末，放于痛牙一侧鼻孔中。

方 29

药物：雄黄　没药各 3 克　乳香 1.5 克

用法：上三味，共研为细末。每用时，以一纸筒，取药末少许，放于痛牙一侧鼻孔及耳中。

## 五、寒性牙痛

### （一）病证

牙齿疼痛，得热疼痛减轻，遇冷疼痛加剧，牙龈不红肿。

### （二）治疗

方 1

药物：大蒜 1 瓣　巴豆仁 1 粒

用法：上二味，共捣烂如泥，用细白布包裹，留一尾巴塞于痛牙一侧耳中。

方 2

药物：白芷　良姜各 5 克

用法：上二味，共研为细末。每用时，以一纸筒，取少许药末，放于病人鼻孔中。

方 3

药物：雄黄　胡椒　荜茇　良姜　细辛　乳香各 5 克　麝香少许

用法：上七味，共研为细末。每用时，以一纸筒，取少许药末，男左女右，放于病人鼻孔中。

注：方 3 无“乳香”亦可。

方4

药物：红豆　良姜　荜茇　威灵仙各5克

用法：上四味，共研为细末。每用时，以一纸筒，取少许药末，放于病人鼻孔中。

方5

药物：细辛　良姜　白芷　荜茇各5克

用法：上四味，共研为细末。每用时，以一纸筒，取药末少许，放于痛牙一侧鼻孔中。

方6

药物：胡椒　青盐　乳香　荜茇　良姜　雄黄　细辛　乌头各5克　麝香少许

用法：上九味，共研为细末。每用时，以一纸筒，取少许药末，放于痛牙一侧鼻孔中。

方7

药物：良姜　胡椒　荜茇　细辛各5克

用法：上四味，共研为细末。每用时，以一纸筒，取少许药末，放于痛牙一侧鼻孔中。

方8

药物：牡蛎末9克　乌龙尾4.5克　干姜末4.5克　麝香少许

用法：上四味，共研为细末。每用时，以一纸筒，取少许药末，放于痛牙一侧鼻孔中。

方9

药物：蜈蚣头　蝎子梢　草乌尖各1克　川乌底2克　雄黄2克，研　胡椒2克

用法：上六味，共研为细末。每用时，以一纸捻蘸醋点药少许，放火上烤干，塞于两耳内，合口闭气，稍时痛止。

方10

药物：透明雄黄　透明滴乳香　紧细香白芷各3克（去节）　麻黄15克

用法：上四味，先分别研为细末，再合研均匀。另用纸卷成约三寸

长一头尖的纸捻，尖的一头用唾液润湿，蘸药末塞于耳内。

方 11

药物：胡椒末 5 克

用法：上一味．用壁钱包裹，留一尾巴，塞于痛牙对侧耳中。

方 12

药物：萆薢　良姜　胡椒　细辛各 5 克

用法：上四味，共研为细末。每用时，以一纸筒，取少许药末，放于病人痛牙一侧鼻孔中。

方 13

药物：荜茇 6 克　良姜 3 克　草乌（去皮尖）1.5 克

用法：上三味，共研为细末。每用时，以一纸筒，取少许药末，放于病人痛牙一侧鼻孔中。

方 14

药物：蜡 1 块　艾叶 5 克

用法：上二味，先将蜡熔化，均匀地摊在纸上，在蜡上铺一层艾叶，用一筷子将纸卷作筒状，烧烟熏鼻，吸烟满口时则吐出。

方 15

药物：乌头（炙，去皮脐）　生干姜（去皮）　甘草各 10 克

用法：上三味，共研为细末。每用时，以一纸筒，取少许药末，放于痛牙对侧鼻孔中。

方 16

药物：巴豆霜　铅粉各 3 克　麝香少许　大蒜 1 瓣

用法：上四味，共捣烂如泥，敷于痛牙对侧手腕上，外用纱布覆盖，胶布固定。

方 17

药物：附子 10 克

用法：上一味，研为细末，同黄蜡溶成块状，做成黄豆大药丸。每用时，取一丸，用细白布包裹，留一尾巴，塞于痛牙一侧耳内。

# 骨 槽 风

（一）病证

耳前腮项疼痛，皮肤内有小包块，渐渐长大腐溃，溃后难以愈合，脓液秽臭或清稀。牙根龈肉浮肿，色紫黑或出血，牙关开合不利，骨槽腐烂，牙齿脱落。

（一）治疗

方 1

药物：天麻　防风　草乌　荜茇　川芎　细辛　乳香　硼砂　薄荷各 5 克　麝香少许

用法：上十味，共研为细末。每用时，以一纸筒，取少许药末，放于病人鼻孔中。

方 1

药物：天麻　防风　荆芥穗　草乌　荜茇　细辛　川乌　红豆　芒硝各 3 克　乳香　没药　肉桂各 1.5 克　麝香少许

用法：上十三味，共研为细末。每用时，以一纸筒，取少许药末，放于病变对侧鼻孔中。

# 耳　聋

(一) 病证

耳朵听力下降，甚至完全失听。大多先有耳鸣，然后继发耳聋。

(二) 治疗

方1

药物：皂荚5条（去皮、弦、子）

用法：上一味，先用蜜炙，捶碎，放水中揉成浓汁，去渣，煎熬成膏。每用时，取膏药少许，涂于鼻内，口中咬一根筷子，待涎流尽为止。

方2

药物：细辛　炮姜　莙荙根（洗净烤干）各0.3克　麝香少许

用法：上四味，共研为细末。每用时，以一纸筒，取少许药末，放于病耳对侧鼻孔中。

注：莙荙根，为藜科植物藜菜的根。

方3

药物：松香15克　巴豆20粒（去壳，研细）

用法：上二味，先将松香放铁锅中熔化，再下巴豆，拌匀，取出研为细末，用葱汁调和，做成莲子大药丸，以细白布包裹，置外面露一夜，然后塞于聋耳一侧鼻孔中；若两耳均聋，将药丸交替塞于两鼻孔

# 耳内流脓

## 一、虫耳出脓

### （一）病证

耳内有虫，致使耳内溃破，脓血不止。

### （二）治疗

方

药物：鸡蛋 1 个　猪肝 15 克　黑芝麻 50 克

用法：上三味，先分别用香油将鸡蛋、猪肝炒熟，芝麻炒香研细，再合捣研如泥，烤热，用布包裹，贴于耳外，虫闻香味尽出，即愈。

## 二、疔毒出脓

### （一）病证

耳内生有疔疮，虽疮毒已出，但脓水不干，长期外流。

### （二）治疗

方

药物：小麦面 50 克

用法：上一味，用醋煎沸，打如糨糊。每晚临睡前涂搽耳前耳后，耳上不涂，外用纱布覆盖，胶布固定。早晨起床后洗掉，至晚再涂，脓干即愈。

# 蚰蜒入耳

(一) 病证

蚰蜒入耳，阻塞耳道，出现耳鸣耳聋，甚至咳嗽等。

(二) 治疗

方

药物：胡麻 1000 克

用法：上一味，炒香研烂，装在布袋内，给小儿枕头。

# 鼻鼽

## （一）病证

鼻流清涕，鼻塞，鼻痒，喷嚏，常突然和反复发作。

## （二）治疗

方

药物：大蒜 1 粒

用法：上一味捣烂，敷于两脚心，外用纱布固定。

# 鼻 渊

## （一）病证

鼻内常流出黄稠浊涕，量多味臭，鼻塞，嗅觉降低，甚至头痛。

## （二）治疗

方 1

药物：独头大蒜 2 粒

用法：上一味，去皮，切成薄片，贴于两脚心，外用纱布固定。

方 2

药物：香附 10 克　荜茇 10 克　独头大蒜 1 粒

用法：上三味，共捣烂如泥，做成饼状，贴在囟门上，外用纱布固定。

方 3

药物：黄木香花 50 克

用法：上一味，铺于头顶，外用纱布固定。

# 齆鼻

（一）病证

持续性鼻塞，嗅觉减退，鼻涕增多，常伴有头昏、头痛。

（二）治疗

方

药物：新汲井水 1 大杯

用法：上一味，每用时，令病人俯卧，用新汲井水淋于病人项部（玉枕穴）。

# 乳　　蛾

## （一）病证

咽喉微感不适，或咽喉两侧红肿疼痛，表面有白色脓样黏液，吞咽不便，口中灼热干燥。

## （二）治疗

方1

药物：土牛膝根20克

用法：上一味，研为细末，用乳汁调和，分做成两丸，塞于病人鼻孔中。

方2

药物：牛膝　山豆根各10克

用法：上二味，用水研汁，每用时，取药汁向两鼻孔中各滴2～3滴。

方3

药物：巴豆仁5克　大蒜1瓣

用法：上二味，共捣烂如泥，用细白布包裹，塞于病人的鼻孔中。

方4

药物：巴豆仁10克

用法：上一味，捣烂，摊在纸上，将纸卷成筒状，烧烟熏病人鼻孔。

方5

药物：巴豆仁2粒

用法：上一味，以纸包裹，放于火中煨至有爆炸声为止。取出去纸，取一粒塞于乳蛾对侧的鼻孔中；若双侧乳蛾，则塞于两鼻中。

方 6

药物：巴豆仁 5 克　麝香少许

用法：上一味，共捣研如泥，做成丸子，塞于病人鼻孔中。

方 7

药物：巴豆仁　薄荷　细辛　冰片各 5 克

用法：上四味，共捣研如泥，做成丸子，塞于病人鼻孔中。

方 8

药物：大黄 6 克

用法：上一味研为细末，用醋调和成糊状，涂敷于足心，八小时后洗掉，每日一次。

# 喉　　痹

## 一、风热喉痹

### （一）病证

初起咽部干燥不舒，微痛，吞咽不利，逐渐喉部阻塞，疼痛加重，吞咽困难，语言不畅，咽部梗塞红肿。

### （二）治疗

方 1

药物：大蒜 2 瓣

用法：上一味，去皮，塞于病人耳朵及鼻孔中。一日换药两次。

方 2

药物：生半夏 10 克

用法：上一味，研为细末。每用时，以一纸筒，取少许药末，放于病人鼻孔中。

方 3

药物：巴豆 1 粒

用法：上一味，去壳，以细白布包裹，留一尾巴，塞于病人病变一侧鼻孔中。

方 4

药物：巴豆仁 10 克　皂角末 10 克

用法：上二味，先将巴豆油压在纸上，再在纸上均匀地撒上皂角末，卷作捻子，点燃吹灭，取烟熏病人鼻孔。

方 5

药物：巴豆仁 10 克　明矾 15 克

用法：上二味，同炒热，去掉巴豆仁，将明矾研为细末。每用时，以一纸筒，取少许药末，放于病人鼻孔中。

方 6

药物：干漆 15 克

用法：上一味，研为细末，均匀地撒在一张约二寸见方的纸上，将纸卷成捻子，点燃吹灭，取烟熏病人鼻孔。

方 7

药物：白僵蚕 10 克　乳香 10 克

用法：上二味，共研为细末，均匀地撒在一张约二寸见方的纸上，将纸卷成捻子，点燃吹灭，取烟熏病人鼻孔。

方 8

药物：矾石 30 克

用法：上一味，泡于 1500 毫升的清水中，洗病人的手和脚。

方 9

药物：雄黄 3 克（研）　蝎梢 7 枚　生白矾（研）　藜芦各 6 克　猪牙皂角 7 条

用法：上五味，共研为细末。每用时，以一纸筒，取少许药末，放于病人鼻孔中。

## 二、虚火喉痹

### （一）病证

咽喉部轻微不适，微痛，干痒，灼热，有阻塞感，喜吭咳。

### （二）治疗

方 1

药物：生附子 20 克

用法：上一味，研为细末，用热醋调和，敷涂于两脚心。

方 2

药物：吴茱萸 20 克

用法：上一味，研为细末，用热醋调和，敷涂于两脚心。

方 3

药物：吴茱萸 30 克　生附子 6 克　麝香少许

用法：上三味，共研为细末，加少许细麦面，用好醋调和，分做成两饼，蒸热。每用时，一人先将两手搓热，然后擦病人两脚心，待两脚心擦至大热时，趁热将两药饼贴于病人两脚心，外用纱布固定。

方 4

药物：生附子 10 克　补骨脂 15 克

用法：上二味，共研为细末，用好醋调和，敷涂于两脚心，然后将两脚放火上烤热。

方 5

药物：生南星 10 克　生草乌 10 克

用法：上二味，共研为细末，用好醋调和，敷涂于两脚心。

# 喉　痈

（一）病证

咽喉局部红肿突起，疼痛逐渐加重，吞咽困难，语言不利。

（二）治疗

方 1

药物：细盐 1 勺

用法：上一味，置于手心，用两手不断搓揉。

方 2

药物：绿豆粉 30 克

用法：上一味，用鸡蛋清调和，敷于病人的颈部。

方 3

药物：商陆 30 克

用法：上一味，以好酒浓煎，涂于病人头顶。

方 4

药物：谷精草　土牛膝各 30 克

用法：上二味，共捣烂取汁，滴于病人两鼻孔中，得吐即愈。

方 5

药物：雄黄研　藜芦　猪牙皂角（去皮、子）各 3 克

用法：上三味，共研为细末。每用时，以一纸筒，取少许药末，放于病人鼻孔中。

方 6

药物：玄胡 4. 5 克　川芎 3 克　藜芦 1. 5 克　闹羊花 1 克

用法：上四味，共研为细末。每用时，以一纸捻蘸药末，塞于病人鼻孔中。

方 7

药物：玄胡 4 克　黎芦 2 克　闹羊花 3 克　川芎　猪牙皂角各 5 克

用法：上五味，共研为细末。每用时，以一纸捻蘸药末，塞于病人鼻孔中。

# 急 喉 风

（一）病证

咽喉紧缩不利，呼吸困难，痰涎壅盛，语言难出，汤水难下。

（二）治疗

方 1

药物：独蒜 2 枚

用法：上一味，削去两头，塞于病人鼻孔中，吐出脓血即愈。

方 2

药物：鲜牛膝 1 株

用法：上一味，捣烂取汁，用一宽竹叶卷作漏斗形，令病人仰卧，将药汁滴于病人鼻孔中，吐出脓血即愈。

方 3

药物：远志 20 克（去心）

用法：上一味，研为细末，用水调和，敷涂于病人后项上。

方 4

药物：明矾 5 克　鲜牛膝 1 株

用法：上二味，共捣烂取汁。每用时，令病人仰卧，取药汁滴于病人鼻孔中。

方 5

药物：白矾　铜绿各 10 克

用法：上两味，共研为细末。每用时，以一纸筒，取少许药末，放于病人鼻孔中。

方 6

药物：皂角 2 条

用法：上一味，捣碎，用水、酒各半煎煮，数沸后退火待药水变温后，取 5 ~6 滴，滴于病人鼻孔中。当病人咳嗽、吐出痰涎时即愈。

方 7

药物：藜芦　瓜蒂　雄黄各 5 克

用法：上三味，共研为细末。每用时，以一纸筒，取少许药末，放于病人鼻孔中。

方 8

药物：白矾 30 克　巴豆仁 20 粒

用法：上二味，先将巴豆装于瓶内置火中煨焦，取出同白矾共研为细末。每用时，以一纸筒，取少许药末，放于病人鼻孔中。

方 9

药物：枯矾　白僵蚕　生南星　藜芦各 3 克　全蝎 2 个（焙焦）

用法：上五味，共研为细末。每用时，以一纸筒，取少许药末，放于病人鼻孔中。

方 10

药物：生白矾　白僵蚕（炒）　藜芦　玄参（炒）　雄黄各 9 克　乳香 2 克

用法：上六味，共研为细末。每用时，以一纸筒，取少许药末，放于病人鼻孔中。

方 11

药物：藜芦 21 克（去苗）　川芎 15 克　细辛 6 克，去苗叶川乌尖 10 个

用法：上四味，共研为细末。每用时，以一纸筒，取少许药末，放于病人鼻孔中。

方 12

药物：朱砂 15 克　冰片 15 克　牛黄少许　硇砂 15 克　麝香少许　马牙硝 3 克

用法：上六味，共研为细末，用羊胆汁调和，做成梧桐子大药丸，

放在纸上阴干，以瓷瓶收装备用。每用时，取一丸，掰为两半，分别放于两鼻孔中。

方 13

药物：巴豆仁　蓖麻仁各 1 粒　黄丹 1 克

用法：上三味，共捣研如泥，做成饼状，贴于眉心，外用普通膏药固定。若药周围起泡时，即去掉药饼，另以菖蒲煎水外洗。

# 锁 喉 风

## （一）病证

咽喉红肿疼痛，牙关拘急，口噤如锁，呼吸困难，语言难出，汤水难下。

## （二）治疗

方 1

药物：木芙蓉叶 150 克　鸡蛋 2 枚

用法：上二味，先将木芙蓉叶捣绞取汁，用此汁煮鸡蛋。待蛋熟后去壳，分别敷于囟门及脐部，外用纱布覆盖，胶布固定。

方 2

药物：巴豆仁 10 克

用法：上一味，将巴豆油压在纸上，卷作捻子，点燃吹灭，取烟熏病人鼻孔。

方 3

药物：火硝 60 克（研细）　白矾 30 克（水飞）

用法：上二味，共研为细末。每用时，以一纸筒，取少许药末，放于病人鼻孔中。若病人口内出血，用清凉水漱口；用药时禁面食。

方 4

药物：雄黄研　藜芦　猪牙皂角（去皮、子）各 30 克

用法：上三味，共研为细末。每用时，以一纸筒，取少许药末，放于病人鼻孔中。

方5

药物：雄黄3丸（研）　生白矾（研）　藜芦各6克　猪牙皂角7条

用法：上四味，共研为细末。每用时，以一纸筒，取少许药末，放于病人鼻孔中。

方6

药物：冰片0.3克　朱砂3克　芒硝15克　麝香少许

用法：上四味，共研为细末，用鲤鱼胆汁调和，做成绿豆大药丸。每用时，取两丸，分别放于两鼻孔中。

# 骨　　鲠

## （一）病证

骨鲠，是指鱼骨、肉骨及其他异物卡于喉咙，以致咽喉疼痛，吞咽不利，病人自觉有阻塞感。

## （二）治疗

方 1

药物；麦面 120 克

用法：上一味，用冷水调和，敷于两膝部，阻塞感自消。

方 2

药物：皂角末 10 克

用法：上一味，每用时，以一纸筒，取少许药末，放于病人鼻孔中，得嚏即出。

方 3

药物：急性子 10 克

用法：上一味，研为细末。每用时，以一纸筒，取少许药末，放于病人鼻孔中。

方 4

药物：生大蒜 2 瓣

用法：上一味，分别塞于病人两鼻孔中。

方 5

药物：鱼尾 1 枚

用法：上一味，放于病人的衣领中。

# 喉　瘤

（一）病证

喉部生有一珠泡，或鼻中生有一红丝，末端有一如珠的黑泡子，垂挂于喉门，病人有阻塞感。

（二）治疗

方

药物：吴茱萸　生附子各 15 克

用法：上二味，共研为细末，加少许麦面，用醋调和，涂敷于两脚心。

# 卒死急救

（一）病证

突然死亡，气息将断或已绝，四肢厥冷，但心口尚温。

（二）治疗

方 1

药物：皂角 15 克

用法：上一味，研为细末。每用时，以一纸筒，取少许药末，放于病人鼻孔中取嚏。

方 2

药物：生半夏 15 克

用法：上一味，研为细末。每用时，以一纸筒，取少许药末，放于病人鼻孔中取嚏。

方 3

药物：韭菜 1 把

用法：上一味，捣绞出汁。每用时，以一细竹管取韭菜汁 1 ~ 3 滴，滴于病人耳中。

方 4

药物：葱白 15 根

用法：上一味，捣烂如泥，分别塞于病人两鼻孔中。

方 5

药物：烧酒 1 杯

用法：上一味，用脱脂药棉一团，渍酒塞于病人两鼻孔中。按住病人两手，以免受惊。

方 6

药物：雄鸡冠血 1 盅

用法：上一味，每用时，以一竹管，取 3 ~ 4 滴，滴于病人鼻孔中。

方 7

药物：马屎 250 克

用法：上一味，以水煎煮，去渣，浴洗病人双脚。

方 8

药物：白矾 250 克

用法：上一味，用水煎煮至白矾完全溶化，浸泡病人双脚至踝关节。

方 9

药物：韭菜 1 把

用法：上一味，捣绞取汁。每用时，以一竹管，取 3 ~ 4 滴，滴于病人鼻孔中。

方 10

药物：韭菜心 1 根（长约七八寸）

用法：上一味，将韭菜心按男左女右，刺入病人鼻孔中约六七寸深。

方 11

药物：陈醋 1 杯

用法：上一味，每用时，在病人身旁置一火盆，燃烧，待烟烧尽时，将醋洒于炭上，使患者闻醋气。

方 12

药物：陈醋 1 盅

用法：上一味，每用时，以一竹管取 3 ~ 4 滴，滴于病人鼻孔中。

方 13

药物：樟木 1 块

用法：上一味，燃烧，取烟熏病人鼻孔。

# 淹　　水

### （一）病证

淹水被救起后尚未断气，腹内有水。

### （二）治疗

方 1

药物：雄黄　硼砂　朴硝　冰片　玄明粉各 5 克　麝香少许

用法：上六味，共研为细末。每用时，以一纸捻蘸少许药末，点于病人眼四角。

方 2

药物：皂角末 20 克

用法：上一味，以水调和，做成核桃大药丸，用细白布包裹，留一尾巴，塞于病人肛门中。使病人低头向下，水从口鼻中流出，然后用草木灰覆盖全身，露出口鼻。

方 3

药物：皂角末 10 克

用法：上一味，用枣肉捣和，做成弹子大药丸，塞于病人肛门中。

方 4

药物：皂角末 15 克

用法：上一味，将葱白捣研取汁，调和药末，做成枣核大药丸，塞于病人肛门中。

方 5

药物：烧酒 1 杯

用法：上一味，将病人向右侧倒悬，把酒灌入病人鼻孔及肛门中。

方 6

药物：食醋 1 杯

用法：上一味，将病人向左侧倒悬，把醋灌入病人鼻孔及肛门中。

方 7

药物：生半夏末 10 克

用法：上一味，先将病人横着俯卧在一条长凳上，以一纸筒，取少许药末，吹于病人鼻孔中。

方 8

药物：食盐 30 克

用法：上一味，先在地上铺一层约五寸厚的草木灰，在灰上横放一只甑，让病人横着俯卧在甑上，然后将盐炒热，用细白布包裹，留一尾巴，放于病人肛门中。最后再用草木灰覆盖病人全身，露出口鼻。

方 9

药物：生姜汁 1 杯

用法：上一味，将病人横着俯卧在一条长凳上，把生姜汁灌于病人鼻孔中。

# 缢　　死

## （一）病证

气息初断，或尚有微气，四肢冰冷，心口尚温。

## （二）治疗

仓促之间，不可突然剪断绳索，应先将病人抱下慢慢解开绳索，然后用下列各方施救。

方 1

药物：葱心 1 根

用法：上一味，用葱心刺病人耳鼻，若有血流出即可复生。

方 2

药物：生半夏末 10 克

用法：上一味，以一纸筒，取少许药末，吹于病人鼻孔中取嚏。

方 3

药物：生半夏末 10 克

用法：上一味，以水调和成稀糊状，灌于病人鼻孔中取嚏。

方 4

药物：皂角末 10 克

用法：上一味，以一纸筒，取少许药末，吹于病人鼻孔中取嚏。

方 5

药物：皂角末 10 克　葱管 1 根

用法：上二味，用葱管取少许药末，吹于病人鼻孔中取嚏。

方 6

药物：皂荚　细辛各 5 克

用法：上二味，共研为细末。每用时，以一纸筒，取少许药末，吹于病人鼻孔中取嚏。

方 7

药物：屋梁上尘土灰 20 克

用法：上一味，令四人各持一纸筒，取少许药末，同时将药末吹于病人的两鼻及两耳中。

方 8

药物：雄黄　硼砂　朴硝　冰片　玄明粉各 5 克　麝香少许

用法：上六味，共研为细末。每用时，以一纸捻蘸少许药末，分别点于病人四个眼角内。

方 9

药物：鸡屎白 1 团　烧酒 1 盅

用法：上二味，一同研磨，灌于病人鼻孔中。

方 10

药物：蓝汁 1 杯

用法：上一味，以一竹管取 4 ~5 滴，滴于病人鼻孔中。

方 11

药物：皂角末 20 克

用法：上一味，用细白布包裹，留一尾巴，塞于病人肛门中。

# 跌　压　死

## （一）病证

因跌打伤，气息将绝，或气息已断，心口尚温，脉息尚存。

## （二）治疗

方

药物：熟地　当归　川芎　酒芍各 15 克

用法：上四味，以水煎煮，使药物气味充满病人房间，让病人口鼻吸药物气味。

# 雷　击　死

（一）病证

因雷击致死。

（二）治疗

方

药物：蚯蚓 3 条

用法：上一味，捣烂，敷于病人脐部。

# 中　恶

## （一）病证

平时无病，突然中秽恶之气，胸胁疼痛，心腹刺痛，喘息气急；甚至突然昏倒，不省人事，肢冷身凉，内藏出血。

## （二）治疗

方 1

药物：生半夏 15 克

用法：上一味，放于热水中浸泡七次，捞起晒干，研为细末。每用时，以一纸筒，取少许药末，放于病人鼻孔中。

方 2

药物：生半夏末 10 克　母鸡冠血 1 杯

用法：上二味，先以一纸筒，取少许生半夏末，放于病人鼻孔中，再将鸡冠血涂于病人面上。

方 3

药物：生皂荚 30 克（去皮、子）

用法：上一味，研为细末。每用时，以一纸筒，取少许药末，放于病人鼻孔中。

方 4

药物：灶心土 20 克

用法：上一味，研为细末。每用时，以一纸筒，取少许药末，放于病人鼻孔中。

方5

药物：雄黄15克

用法：上一味，研为细末。每用时，以一纸筒，取少许药末，放于病人鼻孔中。

方6

药物：桂心15克

用法：上一味，研为细末。每用时，以一纸筒，取少许药末，放于病人鼻孔中。

方7

药物：韭菜1把

用法：上一味，捣绞出汁，取菜汁2～3滴，滴于病人鼻孔中。

方8

药物：薤白30克

用法：上一味，捣绞出汁，取药汁2～3滴，滴于病人鼻孔中。

方9

药物：葱白30克

用法：上一味，捣烂，捏作两团，分别塞于肛门及鼻孔中。

方10

药物：菖蒲末10克

用法：上一味，每用时，以一纸筒，取少许药末，吹于病人舌下。

方11

药物：菖蒲末20克

用法：上一味，每用时，以一纸筒，取药末少许，分别吹于病人两耳及两鼻孔中。

方12

药物：淡豆豉60克

用法：上一味，研为细末，以水调和，做成团状。每用时，以药团先擦病人两腮及手心六七遍，然后再从心窝擦至脐部六七遍。

方13

药物：热童便1碗

用法：上一味，洒于病人面部。

方 14

药物：好酒 1 杯

用法：上一味，用脱脂药棉渍酒，然后将药棉按于病人鼻孔，使酒渗于病人鼻孔内。

方 15

药物：葱心 1 尺

用法：上一味，将葱心按男左女右刺入病人鼻孔中约七八寸深处，鼻中出血时即醒。

方 16

药物：葱 6 寸

用法：上一味，将葱刺入病人耳中约三四寸深处，鼻中出血时即醒。

方 17

药物：食醋 1 盅

用法：上一味，每用时，以一竹管，取四五滴，滴于病人两鼻孔中。

方 18

药物：皂荚　细辛各 5 克

用法：上二味，共研为细末。每用时，以一纸筒，取少许药末，吹于病人两鼻孔中。

方 19

药物：皂荚　藜芦　雄黄　生白矾（煅）各 5 克

用法：上四味，共研为细末。每用时，以一纸管，取少许药末，分别吹于病人两鼻孔中。

# 梦 魇

## （一）病证

病人常因惊险怪异的梦而惊醒，或梦中觉有重物压身，身体沉重，欲动不能，欲呼不出，挣扎许久，一惊而醒。

## （二）治疗

方 1

药物：雄黄枣核大 1 团

用法：上一味，装于一细布袋内，系于左腋厂。

方 2

药物：雄黄 1 块　朱砂 15 克

用法：上二味，共研为细末，分别装在两只细布袋内，一只安放于帽中，戴在头上，另一只系于左腋下。

方 3

药物：青木香 30 克

用法：上一味，研为细末，装于枕中枕头。

方 4

药物：虎豹头 1 个

用法：做枕枕头。

方 5

药物：麝香少许

用法：上一味，用细布包裹，放于枕头边。

方 6

药物：广角 10 克

用法：上一味，镑为细末，装于一细布袋内，置于枕中，做枕枕头。

# 厥　　证

## 一、痰厥

### （一）病证

气机滞塞，痰涎壅盛，阻闭清窍，突然昏厥，四肢逆冷。

### （二）治疗

方 1

药物：巴豆仁 20 克

用法：上一味，捣烂，用一张约二寸见方的绵纸包裹，将巴豆油压于纸上，去掉巴豆仁，将纸卷作捻子，点燃，取烟熏病人鼻孔。

方 2

药物：生附子 1 枚　生姜 30 克

用法：上二味，共捣烂，炒热。先用细白布包裹，熨病人前胸、后背，然后将姜、附药泥做成饼状，贴于病人胃口外用纱布固定。

## 二、血厥

### （一）病证

平时无病，突然昏厥，形如死人，身不动摇，目闭不开，口噤不言，恶闻人声。

### （二）治疗

方

药物：瓜蒂　藜芦　雄黄（水飞）　矾石（煅）各 10 克

用法：上四味，共研为细末。每用时，以一纸筒，取少许药末，吹于病人鼻孔中。

## 三、暑厥

### （一）病证

炎热夏暑，突然昏倒，不省人事，身热肢冷，气粗如喘。

### （二）治疗

方 1

药物：新汲井水 1 杯

用法：上一味，每用时，取数滴，滴于病人两乳上，并不停地用扇搧。

方 2

药物：泥 1 团

用法：上一味，捏成条状，围脐一周，着人溺于其中。

## 四、尸厥

### （一）病证

突然昏倒，不省人事，肢凉身冷，状如死尸，脉跳无气。

### （二）治疗

方 1

药物：菖蒲末 10 克　肉桂末 5 克

用法：上二味，先以一纸筒，取少许菖蒲末，吹于病人两鼻孔中，再将肉桂末，撒于病人舌下或舌上。

方 2

药物：菖蒲末 10 克　苏合香丸 1 粒

用法：上二味，先以一纸筒，取少许菖蒲末，吹于病人两鼻孔中，再将苏合香丸塞于病人口中。

方 3

药物：屋梁上灰尘 10 克

用法：上一味，每用时，以一纸筒，取少许梁上尘，吹于病人鼻孔中。

方 4

药物：虎胫骨 60 克　朱砂　雄黄　鬼臼　芜荑　藜芦　鬼箭羽　雌黄各 30 克

用法：上八味，共研为细末，用蜂蜜调和，做成弹子大药丸备用。每用时，先取一丸装于深红色细布袋内，男左女右系在病人臂上；再取二丸，放在病人住室内焚烧。

## 五、暴厥

### （一）病证

突然昏倒，不省人事，甚至牙关紧闭。

### （二）治疗

方 1

药物：食醋 1 杯

用法：先将病人急移于有炭火的暖室中坐定；再将食醋慢慢洒在燃烧的炭火上，使醋气冲入病人鼻孔中。

方 2

药物：皂角末 10 克

用法：上一味，每用时，以一纸筒，取少许药末，吹于病人鼻孔中。

方3

药物：牙皂　细辛各5克

用法：上二味，共研为细末。每用时，以一纸筒，取药末少许，放于病人鼻孔中。

# 附　　录

## 一、几种常用成药

### 1. 普通膏药

组方：黄丹麻油

制法：普通膏药是用黄丹、麻油熬制而成的，二者的比例约为1：2，熬制前先将黄丹晒干，研为极细末备用。再将麻油放于锅中煎熬，待油煎至滴水成珠时，下黄丹，适老嫩，将锅移于一事先预备好的水盆上，但不要让锅底接触水面，待药膏变温后摊在纸上，即为普通膏药。

### 2. 麻黄膏

组方：麻黄（去节，适量）

制法：上一味，放于一瓦罐中上水煎熬，煎滚后去掉药沫，将药汁滤于一容器中；再上水煎熬，滤山药汁；如此煎熬二次，将三次滤出的药汁合在一起，置锅中煎熬浓缩成膏。

### 3. 黄连膏

组方：黄连适量

制法：同“麻黄膏”。

### 4. 紫金锭

组方：五倍子10克　牙皂5克　乳香10克　没药10克

制作：上四味，共研为极细末，用炼蜜拌和，做成纺锤样小丸若干粒，外以紫金末为衣，收贮备用。

### 5. 苏合香丸

组方：白术　青木香　乌犀屑　香附子（炒，去毛）　朱砂（研，水飞）　诃黎勒（煨，去皮）　白檀香　沉香　麝香（研）　丁香

荜茇　安息香各60克　冰片　苏合香油　乳香各30克　炼白蜜适量

制法：上十六味，先将安息香研为细末，用好酒煎熬成膏，加入苏合香油搅拌均匀，再将剩余各药（除蜜外）研为极细末，然后用白蜜、安息香膏拌合药末，做成丸子。

6. 观音救苦膏

组方：大黄　甘遂（研末）　木鳖子（研）　蓖麻仁（研）各60克　生地　川乌　草乌　三棱　莪术各30克　巴豆（研）　羌活　黄柏　麻黄　皂角　肉桂　枳实　真红芽大戟　白芷各24克　香附　芫花　厚朴　杏仁（研）　穿山甲　防风　天花粉　独活　全蝎　槟榔　桃仁（研）　细辛（研）　五倍子　玄参各21克　蛇蜕　黄连各15克　当归45克　蜈蚣10条　麻油2500克　黄丹1200克　密陀僧末120克

制法：上药三十九味，除麻油、黄丹、密陀僧末外，其余二十六味，共装于一布袋内，牢封袋口，放于麻油中浸泡五天后，将油、药一同移于锅中，置火上煎熬，同时不断用柳枝搅拌，待油煎至滴水成珠时，捞出药袋，下黄丹收膏，然后下密陀僧末，搅拌均匀，收入瓷罐内，放水中拔去火毒，收贮备用。

7. 暖脐膏

方1

组方：牛附子15克　甘遂　甘草各9克　蟾酥　麝香　鸦片　丁香各3克　葱汁1杯

制作：上八味，先将丁香以上七味分别研为极细末，再合研均匀；然后用葱汁熬膏调和药末，摊成膏药。

方2

组方：柏子尖　松毛心各2500克　附子240克　麻油5000克　黄丹　铅粉各1200克　肉桂末100克

制法：上七味，将附于以上三味装于一布袋内，封牢袋口，放麻油中煎熬，待油煎至滴水成珠时，捞出药袋，下黄丹、铅粉收膏，然后下肉桂末，搅拌均匀，摊成膏药。

8. **红缎膏**

组方：川椒 90 克　韭子　蛇床子　附子　肉桂各 30 克　独蒜 500 克　麻油 1000 克　黄丹 450 克

制法：上八味，将独蒜以上六味，装于一布袋内，封牢袋口，放于麻油中浸泡五天后，将油、药一同移于锅中，置火上煎熬，待油煎至滴水成珠时，捞出药袋，下黄丹收膏，去火毒，摊成膏药。

9. **百药煎**

组方：五倍子 500 克（研末）　酒曲 250 克　细茶叶 30 克（研末）

制法：上三味，共研均匀，用小蓼汁调和，放于一瓦罐中，以稻草封固，再将瓦罐移于一盛有稻草的筐中，上以稻草覆盖，置阴凉处，约一周左右，待药上长出长霜时，取出做成约 10 克重的药饼若干个，晒干收贮备用。

10. **理中膏**

组方：干姜　附子　川乌　良姜　吴茱萸　肉桂各 90 克　麻油 1000 克　黄丹 460 克

制法：上八味，将肉桂以上六味装于一布袋内，封牢袋口，放麻油中煎熬，待油煎至滴水成珠时，捞出药袋，下黄丹收膏，摊成膏药。每用时在膏药上掺少许川椒末。

## 二、常用的敷药穴位

1. **少商**：在手大指端内侧离爪甲角约 1 分处。
2. **经渠**：在寸口部的凹陷中。
3. **玉枕**：在枕骨粗隆上缘外侧（脑户旁 1.3 寸），下对天柱。
4. **涌泉**：在足底前、中 1/3 折点，举足呈凹陷处。
5. **内关**：在手掌上离手腕横纹约 2 寸处。
6. **耳门**：在耳屏切迹前方近骨边，张口呈凹陷处。
7. **风池**：在枕骨下斜方肌外侧凹陷处，平风府。
8. **曲泉**：在屈膝内侧纹头，半膜肌前，股骨后。
9. **璇玑**：在天突下 1 寸，胸骨柄上的凹陷中。

10. **膻中**：在平第四肋间隙，当两乳头之间正中。

11. **人中**：在鼻下人中沟正中近上处。

12. **百会**：在头顶正中央，直两耳尖上之正中处。

13. **命门**：在第十四椎骨下。

14. **太阳**：在眉梢与目外眦的中央，向后约一横指处。

15. **印堂**：在两眉头之间正中处。

16. **丹田**：道家称脐下三寸为丹田。

17. **肺俞**：在第三椎下，两旁各一寸五分处。

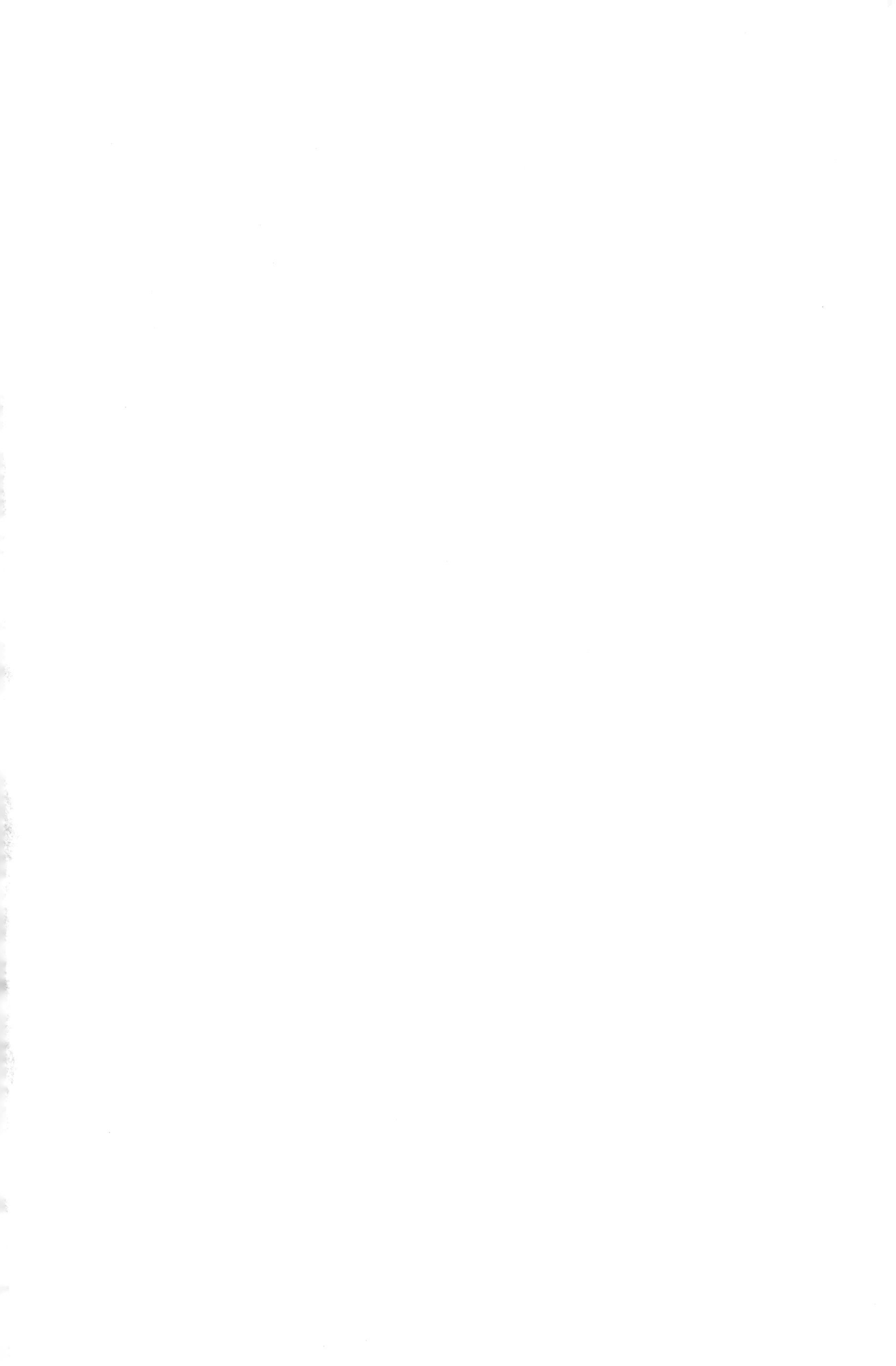